Cherrie Valerie Ravello

Contas de enfermeiros psiquiátricos: criar um ambiente de aprendizagem clínica

Cherrie Valerie Ravello

Contas de enfermeiros psiquiátricos: criar um ambiente de aprendizagem clínica

Contas de Enfermeiros Psiquiátricos: Co-criação de Ambientes de Aprendizagem Clínica em Unidades de Internamento de Psiquiatria

ScienciaScripts

Imprint

Cover image: www.ingimage.com

This book is a translation from the original published under ISBN 978-3-659-85979-3.

Publisher:
Sciencia Scripts
is a trademark of
Dodo Books Indian Ocean Ltd. and OmniScriptum S.R.L publishing group

120 High Road, East Finchley, London, N2 9ED, United Kingdom
Str. Armeneasca 28/1, office 1, Chisinau MD-2012, Republic of Moldova, Europe
Printed at: see last page
ISBN: 978-620-8-33417-8

Prefácio

Apesar de ter recebido formação como enfermeira, fiquei curiosa acerca das opiniões do pessoal de enfermagem psiquiátrica sobre o que, na sua opinião, criaria um ambiente de aprendizagem clínica para eles. Isto deveu-se ao facto de o meu querido pai ter sido internado numa enfermaria e de ter estado do lado que recebia os cuidados. Isto provocou em mim um medo que me surpreendeu. Fiquei assustada com a forma como o meu pai seria tratado se eu não estivesse presente para testemunhar os seus cuidados. Como enfermeira, estranhamente, senti que não podia confiar nos enfermeiros para prestarem cuidados clínicos seguros ao meu pai. Comecei a preocupar-me com as competências dos enfermeiros ao observar os cuidados que lhe estavam a ser prestados. A minha observação e experiência foi que o ambiente da enfermaria gerava uma atmosfera que necessitava de uma forma de cuidados de enfermagem que fosse colaborativa e transparente, em que a passagem de testemunho entre os profissionais comunicasse as necessidades dos doentes sob os seus cuidados - desde certificar-se de que a roupa de cama dos doentes é confortável, a verificar se estão a tentar comunicar alguma coisa, a certificar-se de que a medicação foi administrada corretamente. Este facto despertou a minha curiosidade em saber se o próprio pessoal de enfermagem tinha opiniões sobre o que é necessário para ter, ou criar, um ambiente que sustente a sua vontade inicial de enveredar pela enfermagem. Assim, fiquei curiosa em investigar os pontos de vista e as experiências de enfermeiros psiquiátricos qualificados e não qualificados, com o objetivo de melhorar o ambiente de aprendizagem clínica nas enfermarias de internamento de adultos, bem como nas enfermarias de internamento de adultos e de adolescentes do sexo masculino, uma vez que estas enfermarias levantam questões cruciais relacionadas com o controlo, o poder, a reclusão, os direitos e as responsabilidades, questões que não são fáceis de aprender a lidar na sua formação em sala de aula. Para este estudo, entrevistei dezasseis membros do pessoal de enfermarias do Serviço Nacional de Saúde e do sector privado.

O pessoal variava em termos de experiências e qualificações, desde enfermeiros qualificados em saúde mental a enfermeiros não qualificados. As minhas conclusões revelam que: (1) Os enfermeiros sentiram frequentemente que a organização da enfermaria tinha dificultado a sua aprendizagem devido à forma como funcionava para os organizar. (2) Os enfermeiros gostariam de ter experimentado um tipo de aprendizagem diferente. No entanto, não sabiam ao certo de que forma ou como gostariam que fosse a experiência de aprendizagem. (3] Os enfermeiros peritos foram capazes de trabalhar de forma competente apesar do sentido de organização das suas práticas, uma vez que foram capazes de perceber quais as possibilidades organizacionais, de entre um número limitado de possibilidades, que lhes estavam abertas, de modo a que as suas escolhas permitissem que as suas práticas fossem experiências de aprendizagem, para além de prestarem cuidados clínicos sólidos. (4) Os diálogos de aprendizagem ocorrem em contextos em que os enfermeiros se sentem apoiados e em que o episódio de cuidados em que estão envolvidos é também apoiado por uma abordagem de equipa e pela conjugação de competências e capacidades. (5) Os enfermeiros não dispunham de espaço(s) para refletir. (6) Os enfermeiros exprimiram igualmente a necessidade de supervisão após a ocorrência de um episódio ou de um acontecimento crítico. (7) Em todas as áreas que indaguei, o que se fez sentir fortemente foi que todos os enfermeiros psiquiátricos sentiam que precisavam de uma voz dentro da organização e da sua hierarquia de estruturas de equipa nestas enfermarias. Havia a sensação de que os enfermeiros queriam e, por vezes, precisavam de mais enfermeiros especializados a trabalhar nas equipas. De um modo geral, fiquei impressionada com as capacidades que foram evidenciadas quando os enfermeiros partilharam os seus pontos de vista e experiências sobre a forma como se sentiam organizados pela organização. Foram capazes de explorar os factores que, na sua opinião, melhorariam a qualidade dos cuidados prestados pelos enfermeiros e partilharam o que, na sua opinião, os ajudaria a co-criar normas para que o ambiente clínico se tornasse um ambiente de aprendizagem para os enfermeiros.

Conteúdo

Agradecimentos

Com os nossos agradecimentos aos seguintes:

Professor Michael Preston-Shoot, meu orientador neste inquérito de investigação, pelo seu apoio generoso e constante, sem o qual isto não teria sido possível;

À Dra. Samantha Murphy, por me ter permitido consultá-la durante o meu inquérito de investigação; este foi um processo de verdadeiro apoio;

O nosso Labrador dourado Marley, que me deu muito amor e conforto enquanto escrevo este inquérito;

John Ravello, o meu pai que, apesar de já não estar entre nós, me inspirou a tornar-me no que sou hoje, com a sua narração sistémica de histórias que foi sempre uma grande alegria ouvir;

A minha mãe Annella Ravello, que passou sem muitas visitas durante o período dos meus estudos e que nunca se queixou de não ser visitada;

Kern e Francis JR, que sempre apoiaram a minha busca de conhecimentos à custa de nem sempre ser maternal com eles;

O meu irmão Carlos, pela paciência e apoio que sempre me deu desde a infância até à idade adulta e pelas suas palavras sempre encorajadoras sobre a importância da aprendizagem;

Os meus muitos irmãos e irmãs que me ensinaram a ser enfermeira e pela sua paciência quando nem sempre estava disponível para os encontros familiares;

O meu querido amigo Helmut Giese, que me ofereceu as suas ideias, os seus livros e o seu descanso de uma leitura e escrita intermináveis;

Sharon Hawley, Jo Bradley, Kavita Shiebert, Bridget Keppler e Caroline Smith, as minhas amigas mais queridas, que sempre se certificaram de que eu fazia outra coisa para além de ler e escrever sobre a investigação;

Todos os enfermeiros psiquiátricos que participaram neste inquérito de investigação, sem a sua participação este inquérito de investigação não teria sido possível;

A todos os meus colegas do Hertfordshire Partnership NHS Foundation Trust e do Cambridge and Peterborough NHS Foundation Trust pelos seus ouvidos atentos e pelo generoso encorajamento para completar o inquérito de investigação;

Por último, mas não menos importante, o Professor John Shotter, que me tem dado apoio, encorajamento e ideias constantes sobre a forma como posso prosseguir com este inquérito de investigação.

CAPÍTULO 1

O enquadramento/ localizar-me na investigação

Este livro aborda os pontos de vista do pessoal de enfermagem psiquiátrica sobre o que, na sua opinião, criaria um ambiente de aprendizagem clínica para eles numa série de enfermarias psiquiátricas de internamento. Quando se trabalha em enfermarias de saúde mental agudas e seguras, a expetativa de todo o pessoal é trabalhar com os doentes individuais. No entanto, sem a oportunidade de refletir sobre o seu trabalho enquanto o fazem, a sua aprendizagem clínica é vaga e de ajuda limitada para os equipar para trabalharem nestes contextos de forma segura e competente. Benner (1989) sugere a necessidade de estar presente e de compreender a experiência vivida da doença de que o enfermeiro é incumbido de cuidar, a capacidade de desenvolver conhecimentos clínicos e a capacidade de aprender com os doentes, decorrentes da oportunidade de refletir na ação. Fiquei curiosa acerca dos ambientes de aprendizagem clínica por ter tido o meu querido pai internado numa enfermaria e por ter estado do lado recetor dos cuidados, o que me criou um medo que me surpreendeu. Embora eu própria fosse enfermeira, tinha medo da forma como o meu pai seria tratado se eu não estivesse presente para testemunhar os seus cuidados. Esta experiência levou-me a ter curiosidade sobre os ambientes clínicos em que se espera que os enfermeiros trabalhem. Enquanto enfermeira, senti que não podia confiar nos enfermeiros para prestarem cuidados clínicos seguros ao meu pai. Comecei a preocupar-me com as competências dos enfermeiros. Ao observar os cuidados que estavam a ser prestados ao meu pai, comecei a perguntar a mim própria o que se passava nos cuidados de enfermagem inadequados que testemunhei e que me deixava tão insegura. Este facto despertou a minha curiosidade em relação à opinião do pessoal sobre o que é necessário para ter, ou criar, um ambiente de aprendizagem clínica no âmbito da enfermagem.

Optei por me centrar nos aspectos psiquiátricos dos cuidados, uma vez que também sou enfermeira psiquiátrica. Um dos meus muitos sentimentos e experiências é que, nos cuidados psiquiátricos, os doentes são mais vulneráveis do que noutras áreas dos cuidados de enfermagem. Benner (1984) sugere que, enquanto enfermeiros, assumimos a responsabilidade não só pelos aspectos físicos do doente que apresenta problemas de saúde psiquiátricos, mas que também somos responsáveis pela mediação entre o doente e a outra cultura mais normal. O enfermeiro aprende a compreender os doentes nas suas particularidades, a apreciá-los na sua linguagem particular e nos sentimentos que estão por detrás dos seus comportamentos e palavras. O enfermeiro aprende a compreender os significados privados e idiossincráticos que as coisas podem ter para eles. A capacidade de consentimento dos doentes psiquiátricos também pode ser afetada, uma vez que, por vezes, são altamente vulneráveis devido a um funcionamento cognitivo deficiente, o que torna mais preocupante o seu julgamento sobre a forma como os cuidados clínicos lhes são prestados. Isto não invalida as experiências de outros doentes vulneráveis, por exemplo, pessoas idosas com doenças físicas ou mentais, doentes com deficiências físicas ou de aprendizagem e crianças com deficiências físicas ou mentais. No entanto, para efeitos deste inquérito, optei por me concentrar nos doentes que estão a receber tratamento para doenças psiquiátricas num contexto de internamento.

Fiquei curiosa por investigar os pontos de vista e as experiências de enfermeiros psiquiátricos qualificados e não qualificados, com o objetivo de melhorar o ambiente de aprendizagem clínica em unidades de internamento de saúde mental para adultos, adultos seguros e adolescentes do sexo masculino, uma vez que a natureza destes ambientes inclui elementos de controlo, poder, reclusão, direitos e responsabilidades.

Na altura em que escrevi este artigo, tinha sido aluna de um curso com uma abordagem construcionista social sistémica em que as realidades/significados são socialmente criados em interação com os outros. Pearce (1994; 1995; 1989), Pearce e Walters, (1996), Pearce e Pearce (1998) e Gergen (1999) sugerem que o contexto cria significado, uma vez que estamos em diálogo uns com os outros e trazemos uma visão variada da nossa cultura, raça, género e família, bem como histórias pessoais das nossas experiências vividas. Consequentemente, interessa-me conhecer a opinião do pessoal sobre o que cria para eles um ambiente de aprendizagem clínica e como isso se manifesta na forma como prestam cuidados de elevada qualidade aos seus pacientes. Também me interessa saber que tipo de ambiente clínico cria um espaço para que os cuidados clínicos se sintam seguros, tanto para os doentes que estão a ser tratados como para os enfermeiros que prestam esses cuidados. Também me interessam as histórias que são co-criadas sobre o ambiente clínico. Enquanto gestora, consultora e psicoterapeuta, quero refletir sobre as minhas próprias histórias e as histórias do pessoal sobre os ambientes de aprendizagem clínica, uma vez que estas histórias podem surgir nestes vários contextos.

O objetivo do inquérito é analisar os pontos de vista e as experiências dos enfermeiros, qualificados e não qualificados, sobre o tipo de eventos, comunicações e conselhos dos seus colegas, tempos de ensino específicos e outras experiências informativas que podem/poderão funcionar para criar um ambiente de aprendizagem clínica nas enfermarias de saúde mental aguda. Outro objetivo foi obter a opinião do pessoal sobre o tipo de aprendizagem clínica que melhor o prepararia para trabalhar nestes vários ambientes de enfermaria.

Por ambiente de aprendizagem clínica entendo um ambiente em que os enfermeiros aprendem uma prática a partir da *experiência*, em vez de aprenderem simplesmente a falar *sobre* enfermagem em exames escritos. Mais adiante no livro, falarei mais sobre a natureza e a necessidade de um tal contexto.

Outros objectivos sobre os quais gostaria de me debruçar são: os aspectos terapêuticos da aprendizagem dos enfermeiros psiquiátricos qualificados e não qualificados, tanto no contexto clínico como teórico. Gostaria de explorar os recursos a que recorrem para os ajudar na sua aprendizagem e desenvolvimento profissional. Também pretendo explorar a enfermagem como uma forma de falar e uma forma de se envolver. Outro objetivo é explorar a forma como os enfermeiros psiquiátricos qualificados e não qualificados aprendem e se relacionam com o ambiente da enfermaria e com os cuidados prestados aos doentes.

Tenho curiosidade em explorar o que tem sido mais útil para a sua aprendizagem e como é que os enfermeiros podem utilizar esta forma de aprender e de se relacionar para trabalhar com os enfermeiros em formação nas enfermarias. Quero também explorar com eles a forma como se relacionam com os seus doentes de modo a promover a saúde mental dos mesmos e o que é que ajudou neste aspeto da sua aprendizagem. Tenho também curiosidade em explorar o que poderão querer mais ou menos no seu percurso profissional de aprendizagem e relacionamento. Todos estes objectivos estão relacionados com o que sinto que é necessário e que falta, não só nos resultados da investigação atual, mas também no ensino atual de enfermagem. Benner (1984;1989) sugere que os enfermeiros estão equipados para prestar cuidados a partir de uma posição de perito, não só devem ser capazes de executar ordens médicas, mas também devem ser capazes de usar o seu poder discricionário na execução dessas ordens, sabendo quando estas ordens já não são necessárias para a segurança e os melhores cuidados dos doentes. Francis (2010), no seu relatório sobre o Mid Staffordshire NHS Foundation Trust, chamou a atenção para a falta de cuidados prestados pelos enfermeiros neste hospital. Alguns exemplos disso foram: "Sempre que se tentava fazer perguntas às enfermeiras ou a outra pessoa sénior, elas nunca estavam presentes ou, como aconteceu um dia, recusavam-se a sair do escritório." "A forma terrível como ela foi tratada, a total falta de interesse pelo seu bem-estar, vai ficar comigo para o resto dos meus dias." "Os pedidos de ajuda eram regularmente ignorados e ele era frequentemente deixado nos seus próprios excrementos durante horas." "O pessoal trabalhou muito, desde a senhora do chá até à equipa de médicos." Estes exemplos revelam incoerências na prestação de cuidados ao longo de vários anos.

À medida que os enfermeiros e outros profissionais de saúde lerem este livro, espero que as equipas de enfermagem beneficiem da possibilidade de desenvolver um espaço reflexivo para pensar sobre a sua prática e sobre os aspectos do seu ambiente que contribuem para a sua aprendizagem e para a relação com os seus doentes. Espero que os benefícios deste livro sejam o facto de o pessoal de enfermagem e os seus colegas desenvolverem uma maior compreensão das necessidades de aprendizagem dos enfermeiros internados, o que contribuirá para um elevado padrão de prestação de cuidados aos doentes. Outro benefício poderá ser a sua utilização na monitorização da qualidade dos cuidados. Após a conclusão deste livro, podem surgir alguns temas que podem exigir mais investigação, sobre os quais espero trabalhar no futuro.

Como autora, trabalhei numa enfermaria de saúde mental materna, em enfermarias de saúde mental aguda para adultos e enfermarias de saúde mental seguras para adultos e adolescentes do sexo masculino, e também numa enfermaria de internamento aberta para adolescentes com problemas psiquiátricos.

Nas enfermarias de segurança, tanto para adultos como para adolescentes do sexo masculino, todos os pacientes são admitidos com uma ordem de detenção. Isto significa a Secção 2 ou 3 da Lei de Saúde Mental de 1983. Estes doentes apresentam frequentemente níveis elevados de agressão física e verbal contra o pessoal e os outros doentes e, por vezes, o nível de danos é virado contra eles próprios, o que resulta em várias tentativas de suicídio e, por vezes, em suicídio efetivo. Os diagnósticos variam entre estes doentes, desde perturbações psicóticas agudas, depressão grave, perturbação borderline da personalidade, perturbações obsessivas compulsivas graves e perturbação da conduta. Outros são admitidos por crimes como fogo posto, ofensas corporais reais (ABH) e ofensas corporais graves (GBH).

Nas enfermarias de saúde mental aguda para adultos, os diagnósticos dos doentes podem variar entre a depressão (baixo estado de espírito com pensamentos e planos suicidas) e episódios psicóticos (pensamentos anormais/crenças falsas sobre si próprios ou sobre os outros). Estes pensamentos podem constituir um risco para si próprio ou para os outros. Alguns comportamentos apresentados podem ser muito agressivos e ameaçadores para o pessoal. Os doentes são admitidos individualmente e nenhum outro membro da família é admitido com o doente. É importante refletir sobre este facto, uma vez que os doentes são, antes de mais, pessoas, com famílias, amigos e outras pessoas envolvidas nas suas vidas. Quando os indivíduos são separados da sua família, esta separação pode ser angustiante para todos; o impacto que isto pode ter no internamento numa enfermaria psiquiátrica aguda pode ser difícil e profundo para todos. O tempo de internamento varia de um dia a muitos meses, sendo o objetivo dar alta aos doentes para a comunidade de onde foram inicialmente admitidos.

No meu trabalho mais recente, as minhas responsabilidades consistiam em trabalhar como enfermeira gestora clínica numa unidade de saúde mental de internamento para crianças e adolescentes. Nesta unidade, a apresentação clínica dos adolescentes é semelhante à das enfermarias de adultos. Apresentam depressão (mau humor, incapacidade de cuidar de si próprios) e psicose (pensamentos anormais/crenças falsas sobre si próprios ou sobre os outros). Estes pensamentos podem constituir um risco para eles próprios, para outros adolescentes, para o público, para o pessoal da escola e para o pessoal envolvido nos seus cuidados na enfermaria.

O pessoal desta unidade, e das unidades de onde retirei os meus dados, varia nas suas experiências e qualificações, desde enfermeiros de saúde mental qualificados a enfermeiros não qualificados.

Estudos anteriores

Ao longo da minha pesquisa bibliográfica, não encontrei estudos sobre as opiniões do pessoal relativamente ao que cria um ambiente de aprendizagem clínica nestas áreas de cuidados. Este facto estimulou o meu interesse em saber a opinião do pessoal sobre a necessidade de estes ambientes clínicos serem diferentes na forma como a aprendizagem se processa. Existem enormes diferenças entre estas enfermarias de psiquiatria aguda e as enfermarias de reabilitação ou de enfermagem médica geral. Duas dessas diferenças são o facto de os doentes das enfermarias de saúde mental de reabilitação que não estão fisicamente bem serem mais capazes de se autocuidar nessas enfermarias. Isto deve-se em parte à própria natureza do ambiente nestas enfermarias, que é muito menos caótico. Isto também se deve, em parte, ao facto de os enfermeiros generalistas registados que trabalham nas enfermarias de medicina nem sempre terem as competências, os conhecimentos e a experiência necessários para cuidar de doentes com doenças psiquiátricas; por conseguinte, as necessidades de saúde mental dos doentes são mais bem geridas e apoiadas nas enfermarias de saúde mental. Isto também se enquadra na minha própria experiência como enfermeira de saúde mental que trabalha nas enfermarias de medicina geral, apoiando os enfermeiros com doentes que estão a passar por dificuldades agudas de saúde mental, quando existem outros riscos médicos. No entanto, eu diria que as necessidades de saúde mental dos pacientes são mais bem geridas numa enfermaria de saúde mental e, por vezes, estes pacientes são transferidos para enfermarias de saúde mental onde o tratamento é considerado mais bem gerido. Os doentes são visitados pelos seus filhos, parceiros ou irmãos. Este período de internamento agudo pode ser angustiante para toda a família; por conseguinte, a área clínica é aquela que tem de apoiar toda a família em qualquer altura.

Nestes ambientes clínicos, os enfermeiros precisam de ter alguns conhecimentos de avaliação de riscos em relação à proteção e desenvolvimento das crianças, bem como conhecimentos sobre responsabilidade parental (Lei da Criança de 1989). Estas são responsabilidades acrescidas que recaem sobre os enfermeiros que trabalham nestas enfermarias.

Existem vários estudos sobre a aprendizagem dos estudantes de enfermagem e dos enfermeiros gerais recém-licenciados nas áreas clínicas (Cooke e Matarasso 2005). No entanto, não vi nenhum estudo sobre os pontos de vista dos enfermeiros psiquiátricos ou sobre as suas experiências relativamente ao que cria um ambiente de aprendizagem clínica em contextos de saúde mental aguda para adultos e adolescentes. Interessa-me saber como é que os enfermeiros psiquiátricos mantêm a sua aprendizagem e se relacionam com os doentes e colegas numa área de cuidados tão complexa.

Cooke e Matarasso (2005) afirmam que os estudantes de enfermagem aprendem melhor quando trabalham com casos clínicos reais, uma vez que estes fornecem um meio contextualizado e realista para desenvolverem as suas competências de reflexão enquanto profissionais de saúde mental. Por conseguinte, o ambiente clínico tem de estar equipado com oportunidades de aprendizagem clínica em que os enfermeiros se sintam capazes de gerir e ensinar os estudantes. Caramanica e Roy (2006) também sugerem que é importante que os enfermeiros discutam com outros enfermeiros e com académicos, a fim de criar um ambiente que resulte numa prática de excelência. Sugerem que uma forma de o fazer poderia ser participar naquilo a que chamam um "programa de ronda de investigação", que consiste em sessões de aprendizagem destinadas a dotar os enfermeiros registados das competências e capacidades necessárias para criticar a literatura e determinar a sua utilização para informar a prática clínica. Arnold, Dean e Munday (2004) também sugerem que, uma vez que os estudantes de enfermagem trabalham em colaboração com o pessoal de enfermagem clínica que assume o duplo papel de educadores e enfermeiros, esta é uma forma de os ambientes de aprendizagem de apoio poderem criar um maior entusiasmo pela enfermagem psiquiátrica. A junção destas competências de formas colaborativas de trabalho permitirá melhorar a qualidade dos cuidados de enfermagem. Enquanto Slimmer, Wendt e Martinkus (1990) concluíram que, à medida que os estudantes de enfermagem ganham experiência num local de aprendizagem clínica psiquiátrica, a sua opinião é que houve uma diminuição das atitudes autoritárias e restritas em relação à doença mental e um aumento do ambiente terapêutico, bem como da ideia de que a enfermagem comunitária de saúde mental no âmbito dos cuidados psiquiátricos pode ser a melhor forma de prestar cuidados. Isto aumentou as minhas esperanças em relação aos ambientes de aprendizagem clínica nos cuidados psiquiátricos, uma vez que estes estudantes de enfermagem são os futuros enfermeiros e, para mim, parece que houve aprendizagem nestas áreas de cuidados de enfermagem.

Benner (1984) e Kleffel (1991) centraram-se em enfermeiros com formação geral e no seu ambiente clínico. Esta investigação destaca o que constitui um ambiente clínico de trabalho seguro no que diz respeito ao controlo de infecções e ao tratamento de feridas. No entanto, isto traz novamente à tona a enorme lacuna na investigação sobre o ambiente de aprendizagem clínica para enfermeiros psiquiátricos. Assim, embora Benner (1984) e Kleffel (1991) tenham sugerido que repensássemos o *ambiente* como um domínio do conhecimento de enfermagem, e isto tenha sido até certo ponto investigado na enfermagem geral, ainda há muito a fazer no domínio da enfermagem psiquiátrica.

Como o meu interesse era obter as opiniões do pessoal sobre o que cria um ambiente de aprendizagem nas enfermarias psiquiátricas de internamento, e explorar as suas opiniões sobre as semelhanças e diferenças entre estes ambientes, as minhas perguntas de investigação foram concebidas para captar este aspeto. Estas podem ser consultadas na página seguinte. Também vou explorar estas questões através de um paradigma de investigação qualitativa e de um paradigma construcionista social sistémico. Estava curioso sobre o tipo diferente de ambiente clínico necessário nestes contextos. Outras curiosidades que tinha eram: a aprendizagem clínica em todas estas áreas de internamento poderia ter o mesmo aspeto e sensação? Como é que os enfermeiros partilhariam as suas opiniões sobre o que a aprendizagem significa para eles e para elas nestes contextos? Como é que as opiniões de todo o pessoal podem ser aceites? Se for necessário que cada um dos ambientes de aprendizagem seja diferente, o que é que pode ser necessário para que essa diferença seja aceite?

Considerei que era muito importante obter as opiniões do pessoal sobre o que cria um ambiente de aprendizagem clínica. Considerei que isto permitiria aos gestores dar o apoio necessário ao pessoal para que este pudesse prestar cuidados de elevada qualidade aos doentes internados nas enfermarias de saúde mental aguda para adultos e adolescentes.

Principais questões de investigação

(1) . Que relatos surgem sobre o que constitui um ambiente de aprendizagem clínica e como é que estas histórias contribuem para a prática clínica?

(2) . Quais são as diferenças ou semelhanças entre os pontos de vista e as experiências dos enfermeiros sobre o que cria um ambiente de aprendizagem clínica em unidades de internamento de adultos agudos, adultos seguros e adolescentes do sexo masculino?

Questões de investigação secundária

(1) . Identificar áreas de aprendizagem que possam ser aplicadas noutras áreas de prática, de modo a que os cuidados prestados aos doentes continuem a ser de elevado nível.

(2) . Identificar as áreas de formação que os enfermeiros consideram poderem ser úteis para a sua aprendizagem.

(3) . Explorar quais os factores que melhorarão a qualidade dos cuidados prestados pelos enfermeiros e o que os ajudará a co-criar normas para que o ambiente clínico se torne um ambiente de aprendizagem para os enfermeiros.

(4) . Refletir sobre as implicações para os pacientes nestes ambientes clínicos em relação aos diferentes relatos do pessoal sobre o que constitui um ambiente de aprendizagem clínica.

(5) . Investigar que aspectos do ambiente clínico contribuem para as práticas do pessoal na prestação de cuidados de elevada qualidade aos doentes e que aspectos são prejudiciais.

(6) . As opiniões dos enfermeiros qualificados em comparação com as opiniões dos enfermeiros não qualificados sobre o que cria um ambiente de aprendizagem clínica nestas enfermarias de internamento de saúde mental agudas e seguras.

(7) . Que relatos do ambiente de aprendizagem clínica emergem no contexto destas enfermarias de saúde mental e como é que estas histórias contribuíram para a prática clínica nestas áreas de cuidados?

Guia do leitor

Este livro está dividido em mais oito capítulos. No Capítulo Um, exploro a forma como optei por me enquadrar/localizar no inquérito de investigação. No Capítulo Dois, baseio-me na literatura que utilizei para estabelecer ligações entre a teoria e a prática e a prática e a teoria, co-criando assim um processo circular de aprendizagem e ligando esta aprendizagem à prática. Em seguida, passo ao capítulo do método/metodologia, que é o Capítulo Três, onde partilho a forma como escolhi os participantes e os entrevistei de modo a dar-lhes grande liberdade para exprimirem os seus pontos de vista. No capítulo quatro, utilizo o construcionismo social como conceito teórico para investigar as práticas dos enfermeiros psiquiátricos nas enfermarias de internamento. No Capítulo Cinco, partilho com o leitor a enfermagem psiquiátrica como uma organização da prática: 'sense making of learning within the clinical environment', onde alguns enfermeiros partilham os seus pontos de vista sobre os seus sentimentos de serem organizados pela organização e os constrangimentos e possibilidades que esta apresenta para que a aprendizagem clínica tenha lugar. No Capítulo Seis, entro no espaço descrito pelos enfermeiros como "qual seria o aspeto e a sensação de a enfermagem psiquiátrica ser uma comunidade de prática aberta, inacabada e ainda em desenvolvimento? No sétimo capítulo, partilho algumas histórias contadas pelos enfermeiros sobre a sua perceção dos aspectos de prestação de cuidados da enfermagem psiquiátrica em regime de internamento e a influência que isso teve nos seus pontos de vista e nas suas experiências, bem como as suas histórias sobre a forma como, por vezes, foram capazes de co-criar espaços reflexivos nos quais trabalhar, o que, por sua vez, informou as suas práticas. O Capítulo Oito explora reflexões sobre as práticas de gestão conducentes à prestação de cuidados em enfermagem psiquiátrica. Em cada capítulo, estabelecerei ligações com a literatura que me ajudou a iluminar a minha prática e que, por sua vez, iluminou a minha utilização da teoria, o que enriqueceu ainda mais a minha prática. Ao mover-me desta forma entre a teoria e a prática, pretendo mapear a relação harmoniosa entre o inquérito de investigação e a abordagem que Bernstein (1983) descreve como hermenêutica. Hermenêutica no sentido em que cada item de informação se torna um bloco de construção da minha compreensão, o que significa que eu estaria a tentar clarificar a minha descoberta em blocos adicionais a partir da linguagem e do diálogo no material transcrito e da minha compreensão e participação no inquérito de investigação. Ao fazê-lo, tentaria mover-me constantemente para a frente e para trás entre estas posições e os conceitos teóricos em que espero partilhar a minha compreensão e a dos enfermeiros.

Em cada capítulo, partilharei exemplos de práticas de dezasseis transcrições de entrevistas e reflexões sobre a minha prática. Cada capítulo terá um resumo dos resultados e da sua relação com cada uma das minhas questões de investigação. O último Capítulo Nove pontuará e ligará todos os capítulos ao processo de investigação, onde se situará a minha conclusão e um resumo das minhas reflexões e resultados.

Antecedentes

Existe uma quantidade limitada de investigação que sugere que o ambiente de aprendizagem clínica, tanto para o pessoal de enfermagem psiquiátrica qualificado como para o não qualificado, nas enfermarias de internamento, é capaz de prestar cuidados clínicos sólidos aos seus doentes. Isto tornou-se evidente quando explorei a literatura sobre ambientes de aprendizagem clínica, procurando artigos de investigação/pontos de vista de investigadores sobre ambientes de aprendizagem em enfermarias psiquiátricas de internamento e alargando depois a pesquisa a investigações realizadas sobre ambientes de aprendizagem. Os sítios que visitei para efetuar esta pesquisa foram AMED, BNI, PSYCINFO, MEDLINE, PUBMED, CINAHAL PLUS e PSYCNET. Interessei-me pela ideia de Lave e Wenger (1991) sobre "Aprendizagem situada e participação periférica legítima", uma vez que estes conceitos funcionam a partir de um contexto mais alargado, onde existem mais possibilidades de como prosseguir na prática. Uma vez que os enfermeiros trabalham a partir do contexto do modelo médico, que se centra no tratamento e na medição de resultados, fiquei curiosa em saber como é que os enfermeiros irão discutir o que um ambiente de aprendizagem clínica significaria para cada um deles. Com o modelo médico quero dizer que o foco está nos aspectos físicos e biológicos de doenças e condições específicas. Foucault (1973) oferece dois pontos de vista, que reforçam a minha visão do modelo médico, quando fala do olhar clínico, que representa as formas não holísticas de cuidar. Ele falou deste olhar como implicando um campo aberto; ele regista e olha para as doenças como um todo. No entanto, sem a pessoa no centro do todo, este olhar desumaniza os doentes, tratando-os como objectos sobre os quais exercer poder, uma vez que só a doença é vista como importante para encontrar uma cura. Foucault também falou sobre este olhar como um olhar que vai diretamente ao seu objeto. Este olhar, segundo ele, é silencioso, como um dedo que aponta, denuncia e não tem em consideração o contexto mais alargado que pode influenciar a forma como uma doença pode ter começado, não sendo por isso capaz de encontrar a sua cura holística. Diria que estas descrições constituem o modelo médico a partir do qual a maioria dos enfermeiros trabalha, na medida em que tentam criar um ambiente de cuidados e de aprendizagem. A minha investigação clarificará o que constitui um "ambiente de aprendizagem clínica" e explorará também se o ambiente de aprendizagem clínica em que os enfermeiros psiquiátricos prestam os seus cuidados tem algum mérito terapêutico no que diz respeito tanto aos cuidados como aos processos de recuperação em que os doentes que acedem ao serviço se tornam parte.

O "ambiente" nas unidades de internamento de Saúde Mental

Ambiente geral

"Ambiente", segundo o Collins English Dictionary (2006), significa: envolvente, cenário, condições, situações, meio. É um requisito nacional da legislação sobre saúde e segurança (1999) que os trabalhadores trabalhem num ambiente seguro. Nos termos da lei, as entidades patronais têm o dever de assegurar, na medida do razoavelmente praticável, a saúde, a segurança e o bem-estar dos trabalhadores no local de trabalho; e devem consultar os trabalhadores ou os seus representantes em matéria de segurança sobre questões relacionadas com a sua saúde e segurança no trabalho. Em geral, os deveres da entidade patronal incluem tornar o local de trabalho seguro e sem riscos para a saúde, e dar aos trabalhadores a informação, instrução, formação e supervisão necessárias para a sua saúde e segurança.

Os trabalhadores têm deveres legais que incluem tomar cuidados razoáveis com a sua própria saúde e segurança e com a de outros que possam ser afectados pelo que fazem ou deixam de fazer. Além disso, devem utilizar corretamente os objectos de trabalho fornecidos pela entidade patronal, incluindo o equipamento de proteção individual, de acordo com a formação ou as instruções, e não interferir com ou utilizar indevidamente qualquer coisa fornecida para a sua saúde, segurança e bem-estar.

Um ambiente de aprendizagem clínica em unidades de internamento de saúde mental

O ambiente de aprendizagem clínica pode ser descrito como um local onde são efectuados cuidados clínicos seguros. Onde o pessoal de enfermagem tem acesso a formação em questões de segurança, tanto para si próprio como para os doentes que lhe são confiados. Onde o pessoal de enfermagem tem acesso a supervisão clínica e a conhecimentos actualizados sobre o tratamento de pacientes com diagnósticos variados, para os quais se espera que prestem cuidados. Se existirem oportunidades para o pessoal de enfermagem conhecer as políticas e os procedimentos que regem o funcionamento da organização e das enfermarias. Onde a combinação de competências, em termos de pessoal de enfermagem experiente e menos experiente, está no centro da prestação de cuidados, e onde os cuidados prestados aos doentes são de um nível elevado que pode ser medido pelos processos de admissão e readmissão. Caramanica e Roy (2006) sugerem que os enfermeiros devem ter em conta os conhecimentos clínicos para os ajudar na sua prática, de modo a que tanto os enfermeiros experientes como os inexperientes possam crescer profissional e pessoalmente no seu papel de prestadores diretos de cuidados aos doentes. Caramanica e Roy (2006) sugerem ainda que, ao criar um ambiente para a excelência da prática, os enfermeiros devem ser encorajados a participar em debates com o meio académico, em que as competências e os conhecimentos baseados na investigação estejam ligados à prática. A sua participação nestes fóruns de discussão, em que os enfermeiros estão habilitados a criticar a literatura e a determinar a sua relevância para a prática clínica, apoiaria então o ambiente na promoção da excelência da prática, que também se liga a uma comunidade de prática, em que os cuidados prestados aos doentes são dos mais elevados padrões.

Caramanica e Roy (2006) defendem que, ao criar um ambiente com um elevado nível de excelência, os enfermeiros têm de prestar atenção à forma como criam práticas baseadas em evidências, em que os líderes prestam atenção às vozes dos enfermeiros ao facilitarem o desenvolvimento da colaboração. O resultado pretendido deve ser o desenvolvimento de estudantes de enfermagem, bem como de enfermeiros qualificados, para incluir enfermeiros académicos que estejam a trabalhar no sistema de cuidados de saúde, onde o conhecimento adquirido a partir destas colaborações possa ser utilizado e divulgado de uma forma que seja transferível para a prática, bem como para a política de cuidados de saúde. Benner (1984) sugere que captar descrições do desempenho dos peritos é uma tarefa difícil, uma vez que estes actuam a partir de uma compreensão profunda de toda a situação em que se encontram. Benner (1984) também sugere que os enfermeiros psiquiátricos utilizam muitas formas de se concentrarem/canalizarem os doentes que estão ao seu cuidado e que têm mais potencial de crescimento. A autora desenvolve esta ideia dizendo que os enfermeiros psiquiátricos são guias e mediadores, ajudando os doentes, quando estão confusos, a abrir caminho para um mundo mais partilhado.

Benner (1984) fala da importância da abordagem dos enfermeiros quando prestam cuidados a/com doentes psiquiátricos. Fala da necessidade de clareza e de definição de objectivos terapêuticos claros, de ser um mediador para apoiar o doente, tendo em conta o seu ser cultural e psicológico. Isto aumenta a minha curiosidade em relação a este inquérito, uma vez que não há qualquer referência à forma como os enfermeiros psiquiátricos mantêm viva a sua própria aprendizagem. No entanto, o ambiente de aprendizagem clínica será definido em co-criação com os enfermeiros acerca dos seus pontos de vista e experiências sobre o que os faz aprender, à medida que nos envolvemos em conversas dialógicas (Benner, 1984 e Shotter, 2008).

Arnold, Dean & Munday (2004) sugerem que uma abordagem colaborativa à aprendizagem, em que o pessoal de enfermagem clínica fornece supervisão clínica aos seus docentes no campus, que por sua vez fornecem os conceitos teóricos com os quais os enfermeiros podem então dar nomes à sua aprendizagem, é uma forma possível de criar ambientes de aprendizagem clínica. Arnold, Dean e Munday (2004) também sugerem que os enfermeiros que trabalham na área da saúde mental desempenham uma função vital na educação e na modelação eficaz de papéis, promovendo assim uma experiência de aprendizagem positiva para os estudantes de enfermagem. Sugerem ainda que os enfermeiros podem melhorar a aprendizagem facilitando um ambiente de apoio que garanta que os estudantes possam ganhar experiência, conhecimentos e, idealmente, adotar uma visão positiva da enfermagem de saúde mental.

Existem, portanto, várias formas de descrever o que pode ser um ambiente de aprendizagem clínica, mas o que é importante em todas elas é o facto de proporcionarem oportunidades para o pessoal aprender o que não pode ser facilmente ensinado na sala de aula.

O pessoal pode experimentar realidades múltiplas num ambiente deste tipo, onde a partilha de competências e a aprendizagem com os outros pode proporcionar experiências ricas na sua aprendizagem nestes ambientes.

Através da narração das suas histórias, o pessoal pode co-construir a sua realidade do que um ambiente de aprendizagem clínica pode significar para cada um deles. Pearce e Pearce (1998) sugerem que as histórias são as narrativas explicativas que as pessoas utilizam para dar sentido às suas vidas. Poderíamos dizer que as pessoas vivem de forma a dar vida às histórias que amam, precisam ou querem, e a impedir a realização das histórias que odeiam ou temem. A co-criação de múltiplas realidades faz parte da relação entre a pessoa que conta a história e a história contada. Por exemplo, eu teria os meus próprios pontos de vista e histórias sobre o que ajudou a desenvolver a minha aprendizagem em contextos variados, que escolho utilizar e partilhar com os outros, dependendo do contexto para o qual sou convidado ou em que me encontro.

Enquanto gestor, clínico e investigador, entendo isto como significando que, estando em vários contextos em que ocorrem aprendizagens de diferentes tipos, diferentes funcionários contarão diferentes histórias sobre a forma como experimentam a aprendizagem. Como gestor, clínico e investigador, estou preocupado com a forma como as histórias são co-criadas nestes vários contextos e como o pessoal se sente capaz de partilhar estas histórias alternativas à medida que vão surgindo. Como gestor e investigador, estou profundamente interessado nos pontos fortes, nas capacidades especiais e nas aspirações do pessoal e de outros membros da equipa clínica, bem como nas suas opiniões sobre o que pode criar um ambiente de aprendizagem clínica. Entrelaçadas com os acontecimentos e as descrições que contrariam as histórias "saturadas de problemas", estavam histórias partilhadas por enfermeiros que participaram no inquérito de investigação. Estas histórias relacionavam-se com as complicações sentidas pelos enfermeiros quando havia falta de pessoal e quando se esperava que trabalhassem com pessoal que tinha conhecimentos e experiência mínimos na prestação de cuidados aos doentes. Estava interessada nas possibilidades de os gestores e os enfermeiros, em conjunto, cocriarem histórias alternativas que reflectissem a riqueza das suas formas pessoais e profissionais de serem peritos nos seus próprios domínios profissionais e de as partilharem (Freeman et al, 1997).

Diria que estes conceitos contribuem para uma comunidade de prática, na medida em que os enfermeiros crescem e desenvolvem a sua prática em conjunto, em que uma forma de trabalho partilhada melhora a qualidade dos cuidados necessários para o crescimento e desenvolvimento de todos (Lave e Wenger, 1991).

No que se segue, proponho-me utilizar o significado do termo "ambiente" como: "enfermaria/alas de internamento (arredores) onde alguns doentes mentais são por vezes admitidos contra a sua vontade, ao abrigo de uma secção da Lei de Saúde Mental de 1983". Enquanto outros doentes estão lá numa base informal, com o seu acordo para ficarem e serem tratados pelo seu estado de saúde mental.

Nestes ambientes, há enfermeiros de saúde mental qualificados com uma experiência considerável nesta área de cuidados; há também enfermeiros de saúde mental não qualificados, alguns dos quais com menos experiência, todos trabalhando como parte de uma equipa multidisciplinar. A maioria das enfermarias tem um máximo de 22 pacientes em qualquer altura. Os enfermeiros estão na linha da frente da prestação de cuidados, pois são normalmente os primeiros profissionais com quem os doentes entram em contacto na enfermaria. Os enfermeiros passam períodos mais longos de tempo em contacto direto com os doentes. Os doentes apresentam várias formas de doenças mentais agudas. As experiências acumuladas dos enfermeiros e os conhecimentos e competências que desenvolveram em resultado do seu trabalho nestes contextos não são frequentemente reunidos ou apresentados de uma forma que possa ser utilizada por outros enfermeiros menos experientes. Na verdade, o meu próprio diálogo interior, à medida que reflicto sobre os conhecimentos e as experiências que recolho, revelará como a minha própria compreensão pode ser afetada por este material. Utilizarei então estas reflexões para conceber os próximos passos do meu inquérito de investigação.

Ao falar sobre a minha própria compreensão, estarei a prestar atenção ao facto de ser um 'investigador interno', o que significa a forma como me posiciono moral e eticamente ao longo de todo o processo de investigação. Mullings (1999) argumenta que, para obter informação que represente verdadeiramente o mundo real, os investigadores devem procurar aquilo a que se refere como espaços posicionais, ou seja, onde tanto o investigador como os participantes desenvolvem um nível de confiança e cooperação na entrevista. O argumento de Mullings é que estes espaços posicionais são muitas vezes transitórios e não podem ser reduzidos às fronteiras familiares dos privilégios de insider/outsider, uma vez que têm vantagens e desvantagens. Preston-Shoot (2009a & b) e McDermott (2009) sugerem que, enquanto profissionais que investigam as suas próprias práticas, podemos identificar-nos como "investigadores internos" com um espaço que pode tanto obscurecer elementos do que está a acontecer como enriquecer a nossa perspetiva. Sugerem que, enquanto "investigadores internos", os profissionais devem reconhecer os limites e as desvantagens da sua posição, devem adaptar a capacidade de se afastarem da sua prática e garantir que se mantêm dentro de um quadro teórico. Floyd e Arthur (2012) sugerem que, embora a realização de investigação interna possa ser problemática, o investigador deve entrar no contexto com confiança, desde que sejam estabelecidos limites éticos adequados desde o início e que o investigador os reveja constantemente ao longo do processo. Floyd e Arthur (2012) também sugerem que existe a convicção de que, como "investigador interno", o acesso aos participantes é mais fácil; no entanto, há procedimentos mais rigorosos a seguir, o que torna o processo mais difícil. Estou de acordo. Para mim, o processo foi dificultado pelo facto de ter pedido autorização ao comité de ética para iniciar o processo de investigação, tendo um papel na organização em que também estava a investigar. Como investigadora interna, conhecia os participantes e estava muito atenta à necessidade de explicar como iria manter a sua confidencialidade e guardar estes materiais e dados num local seguro. Os temas que emergiram destes estudos provêm dos enfermeiros que trabalham nestes vários ambientes clínicos e das suas opiniões sobre as suas dificuldades em proporcionar um ambiente clínico seguro e terapêutico aos doentes a quem devem prestar cuidados.

Passo agora à exploração da literatura sistémica e construcionista social que me ajudou a compreender a importância de um ambiente de aprendizagem e o que pode contribuir para a co-criação de ambientes de aprendizagem nas enfermarias psiquiátricas de internamento. Recorri a conceitos teóricos de vários autores que iluminaram as complexidades com que os enfermeiros psiquiátricos se deparam, bem como os pontos fortes e as capacidades que demonstram na prestação diária de cuidados aos seus doentes. Também recorri a outros autores da área da enfermagem para iluminar estas complexidades e ajudar a dar sentido ou a compreender os conceitos teóricos e as práticas necessárias para que a aprendizagem ocorra. No capítulo que se segue, procurarei também mostrar as ligações e conexões entre a teoria e a prática e entre a prática e a teoria, como forma de orientar o leitor para que se junte a mim nesta viagem do meu inquérito de investigação.

CAPÍTULO 2

Estabelecer ligações com a literatura

Ideias sistémicas e construcionistas sociais

Passo agora do cenário concreto da minha proposta de investigação para as fontes das ideias que a informam. A teoria do construcionismo social sugere que devemos prestar atenção às práticas sociais em que as pessoas se envolvem e, especialmente, às suas interações umas com as outras. O construcionismo social é uma abordagem que parte do princípio de que as pessoas estão em diálogo umas com as outras ou num diálogo múltiplo com muitas outras pessoas, numa experiência vivida (Shorter, 1993; Shorter, 2005b). Uma das abordagens do construcionismo social (Shorter, 1995) realça especialmente o papel das relações dialogicamente estruturadas das pessoas, tanto entre si como com o resto do seu meio envolvente.

O ambiente clínico é um local onde a aprendizagem é necessária para que os cuidados prestados aos doentes sejam eficazes e onde o pessoal pode aprender novas competências e desenvolver as competências existentes na prestação de cuidados. Neste processo, os conhecimentos e as competências adquiridos são construídos conjuntamente na interação entre o pessoal, os doentes e o gestor. Estes, por sua vez, são transferidos para os cuidados prestados aos doentes e introduzidos no sistema através de uma auditoria clínica, na qual os doentes participam.

Burr (1995), na sua descrição do construcionismo social, sugere que o conhecimento é sustentado por processos sociais que ocorrem na interação diária das pessoas no decurso da sua vida social em conjunto. Isto implica que as formas como habitualmente compreendemos o mundo, ou seja, as categorias e conceitos que utilizamos, são histórica e culturalmente específicas. As entrevistas com os enfermeiros permitiram identificar as suas preocupações relativamente à forma como a sua organização compreende e responde às suas preocupações sobre o que significa para eles prestar cuidados de elevada qualidade. Penso que as ideias de Burr sobre o construcionismo social têm alguma relevância para os enfermeiros quando trabalham num ambiente de saúde mental e desempenham as suas tarefas clínicas, uma vez que existem múltiplas histórias sobre o significado de saúde mental e recuperação para cada pessoa afetada por problemas de saúde mental. Além disso, cada profissional traz consigo múltiplas competências, conhecimentos e aptidões de várias origens, que se combinam e se conjugam entre si. É aqui que a nossa própria história e antecedentes criam diálogos e as nossas interações entram em jogo.

Entendo que isto significa que as histórias sobre a forma como a gestão actua nos episódios de aprendizagem clínica estão relacionadas com a história da forma como a organização responde à prestação de cuidados e à formação e, em particular, à utilização da formação clínica e à sua importância para a prática. Estou, portanto, curiosa acerca do modelo mental que influencia a forma como a organização fala e como sugere aos enfermeiros a forma como podem continuar juntos a criar "a diferença que fará a diferença" (Bateson, 2000).

Os pensadores construcionistas sociais estão mais interessados no que acontece em contextos específicos e na natureza das interações pormenorizadas entre as pessoas. Centram-se nas relações, nas acções conjuntas e nas entidades co-construídas (Pearce, 1994). Gergen (1999) sugere que a teoria construcionista social oferece uma forma de compreender esta complexidade através da descrição de múltiplas realidades.

No meu entender, no contexto de um ambiente de aprendizagem clínica, o pessoal que nele participa está a ligar-se a uma variedade de relações que têm um aspeto inter-relacional, em que os conhecimentos e as competências no contexto são partilhados a vários níveis, incluindo a prestação de cuidados aos doentes.

Uma ferramenta para explorar a forma como as histórias que temos sobre a nossa vida pessoal e profissional se relacionam com o enunciado que lhes dá forma é a Gestão Coordenada do Significado (CMM). Pode ser utilizada como uma ferramenta para explorar histórias em diferentes níveis de contexto. A GCM é uma teoria da comunicação (um conjunto de conceitos teóricos) concebida por Cronen e Pearce (1995). Reconhece que a comunicação constrói e reconstrói o significado que cada um de nós dá ao facto de sermos humanos; a relação recíproca entre ação e significado, que molda as nossas vidas. Pearce (1999; 2007) descreve a MMC como tendo duas partes essenciais, sendo uma a coordenação das acções e a outra a criação/gestão do significado. Pearce (1999; 2007) descreve a coordenação como um conceito sensibilizador. Pearce afirma ainda que os nossos mundos sociais não são suficientemente estáveis, mas apenas sugerem direcções ao longo das quais se pode olhar, pelo que a coordenação não nos diz quais são os critérios necessários para distinguir entre acções coordenadas e não coordenadas. Com este conceito em primeiro plano, a coordenação analisa a forma como as pessoas combinam as suas acções, independentemente de estarem ou não bem coordenadas. Sugeriu ainda que, enquanto seres humanos, as nossas acções num dado momento podem ser vistas através da lente da coordenação com as nossas famílias, profissões, religiões e amizades. Pearce sugere ainda que podemos utilizar a coordenação como uma lente para analisar alguns aspectos do nosso mundo social, que pode ser utilizada para nos libertar de suposições que possamos fazer sobre a comunicação, o que nos ajuda a encontrar novas formas de nos relacionarmos uns com os outros. Também nos dá uma forma de encontrar aberturas para compreender e atuar nas contingências dos nossos mundos sociais e fornece um ponto de referência para discernir as diferenças entre várias formas de comunicação, que podemos utilizar para criar as formas de comunicação que melhor respondem às nossas necessidades. Continua a descrever Making/Management/Meaning como não sendo diferentes, uma vez que não pode haver significado sem ação e não pode haver ação sem significado. No entanto, podemos diferenciá-los, uma vez que, por vezes, isso ajuda-nos a ver os momentos críticos e a tomar decisões sobre como agir nesses momentos. O autor sugere que comecemos a ter curiosidade sobre os significados específicos que as pessoas fazem numa dada situação, como fazem esses significados e como esses significados afectam o mundo social que estão a criar.

Isto significa que, através das actividades diárias de aprendizagem no ambiente clínico, a forma como o pessoal utiliza a teoria e a prática à medida que estabelece ligações nos vários contextos de interação ou intervenção permite a co-criação de novas formas de trabalho. Também entendo isto como significando que, quando os conhecimentos e as competências do pessoal são reconhecidos como uma intervenção terapêutica, isto cria uma forma de avançar no processo de prestação de cuidados à medida que se contam novas histórias de competências.

Análise do discurso

A razão pela qual considero a análise do discurso como uma ferramenta para explorar o meu projeto de investigação prende-se com o facto de esta análise permitir identificar temas à medida que estes vão surgindo no texto (Smith,

2008). A análise do discurso pode ser descrita como uma tentativa de identificar as histórias vividas e contadas a que os indivíduos recorrem para dar sentido ao seu mundo e para explorar as suas consequências e limitações (Burck, 2005). A análise do discurso deu-me uma estrutura e uma lente para ver os dados. Como sou obrigado a encurtar e a deixar algo de fora, ajuda-me a fazer escolhas que são difíceis, uma vez que nem todos os dados podem ser captados na redação deste livro.
Pensei que a análise do discurso tem algumas semelhanças com a investigação construcionista social sistémica, uma vez que com ambas as abordagens/conceitos estamos a ligar-nos aos nossos mundos sociais de uma forma relacional e dialógica. Ambas nos convidam a ligarmo-nos ao que está a acontecer no nosso mundo social e à forma como partilhamos a nossa compreensão do mesmo, daí a minha preferência por utilizar esta abordagem juntamente com os conceitos dialogicamente estruturados da MMC e de Shotter (2005a; 2008) para me guiar na exploração prática, passo a passo, da construção de sentido no âmbito da minha investigação. Estes conceitos podem ajudar-nos a dar sentido ao que nos rodeia.

Muito do que fazemos na nossa vida quotidiana com os outros é feito através de conversas, muitas vezes por telefone, cartas, correio eletrónico e instruções. Nestas comunicações, a linguagem fornece as categorias e os termos para nos compreendermos a nós próprios e aos outros. Smith (2008) e Potter (1998) sugerem que a análise do discurso é tratada como um meio relativamente transparente; é um caminho predominantemente direcionado para aquilo em que o investigador está mais interessado, e alguns exemplos, eventos, estruturas cognitivas, relações causais ou outros enunciados podem ser reveladores daquilo que os falantes estão a tentar fazer numa determinada situação. Potter (1996) e Silverman (2000) sugerem que a análise do discurso tem muitas variedades e que as complexidades são formidáveis. Sugerem que a análise do discurso pode ser vista como um terreno disciplinar contestado, onde concorrem uma série de noções teóricas e práticas analíticas diferentes.

Shotter (1993), citado em Burck (2005), sugere que a análise do discurso oferece uma forma de escrutinar as maneiras ordenadas pelas quais os indivíduos se explicam e dão sentido a si próprios e aos seus mundos sociais. Davies e Harre (1997) e Wetherell (1998), citados em Burck (2005), sugerem que a identidade não é vista como uma entidade fixa, mas como reconstituída dentro e através de discursos e descrições. Burck (2005) sugere que a análise do discurso procura identificar os discursos e os repertórios interpretativos a que os indivíduos recorrem para dar sentido ao seu mundo. Também sugere que a análise do discurso se situa num aspeto de um paradigma construcionista social.

As ligações que estabeleci aqui estão relacionadas com a forma como os enfermeiros dão sentido às suas opiniões sobre o ambiente de aprendizagem clínica e como eu, enquanto investigadora no âmbito do inquérito de investigação, dou sentido às suas opiniões e às minhas opiniões sobre este ambiente.

Uma das vertentes da análise do discurso, que tem as suas origens na psicologia social e na sociologia e que é atualmente utilizada com frequência na comunicação e noutras disciplinas das ciências sociais, é a que utilizarei neste relatório de investigação, nomeadamente a análise discursiva. Esta forma de análise do discurso visa tornar visíveis as formas como o discurso das pessoas é um foco central nas suas acções, nas formas como é utilizado para explorar acontecimentos, cenários, identidades e os vários recursos discursivos que são explorados para construir descrições plausíveis. Esta vertente da análise do discurso, em que se analisa a conversa e o texto, é a chave para compreender a interação e a vida social. Aqui, devemos prestar mais atenção às práticas analíticas na forma como as provas são utilizadas sob a forma de textos e gravações de interação, na forma como as afirmações são formuladas e apoiadas (Potter, 1998 e Willig 2001).

A análise do discurso pode ser introduzida através de três princípios fundamentais: (1) O discurso é orientado para a ação, situado e construído. (2) No âmbito do discurso em ação, a análise do discurso preocupa-se com acções e práticas em que os analistas do discurso assumem um mundo em movimento, um mundo em que a principal preocupação é fazer as coisas. (3) A análise do discurso também trata o discurso como situado de duas formas principais, isto é, a conversa e os textos estão inseridos em sequências de interações; no entanto, as acções não estão suspensas no espaço, mas são respostas a outras acções e, por sua vez, criam o ambiente para novas acções, o que também significa que é circular e sistémico (Potter, 1998).

Tratar os discursos como construídos significa analisar o discurso como se estivesse a trabalhar com dois níveis de construção do discurso. O primeiro nível diz respeito à forma como o discurso é construído a partir de palavras, expressões idiomáticas e dispositivos retóricos. O segundo nível diz respeito à forma como o discurso constrói e estabiliza versões do mundo. Em algumas situações, as descrições são frequentemente apresentadas como neutras e desinteressadas em relação às acções específicas que constroem. Um exemplo seria o facto de as pessoas poderem construir uma versão dos seus sentimentos, ou dos cenários em que se encontram, ou da história desse cenário, como se para elas não fossem possíveis alternativas; são completamente reais para elas tal como estão.

A análise do discurso trata o discurso como construído e construtivo. Potter (1998) argumenta que, em vez de tratar as pessoas como actuando em, e respondendo a, contextos sociais com base em várias entidades psicológicas, por exemplo, crenças, sentimentos, intenções, tanto o contexto como as entidades psicológicas são tratados como produtos do discurso. Potter (1998) sugere que as questões analíticas do discurso podem ser divididas numa série de temas e, na prática, estes temas sobrepõem-se frequentemente. Sugere que a motivação inicial para muito trabalho sobre o discurso é muitas vezes o resultado de se tomarem categorias de uma perspetiva tradicional e depois considerá-las em termos das práticas realizadas em actividades interligadas de conversação ou de texto.

As principais fontes de material utilizadas nos estudos analíticos do discurso são materiais naturalistas: entrevistas, grupos de discussão e textos. Os materiais naturalistas envolvem conversas e interações que aconteceriam quer o investigador estivesse envolvido ou não. O material das entrevistas ou dos grupos de discussão permite um certo grau de normalização numa amostra de entrevistados, com as mesmas questões a serem abordadas em cada caso. Esse material permite um certo controlo da amostragem dos participantes. Nas entrevistas ou nos grupos de discussão, as entrevistas podem tender a ser activas e, por vezes, argumentativas para facilitar a análise. Existem vantagens e desvantagens nos grupos de discussão. Uma das desvantagens dos grupos de discussão é o facto de abstraírem os participantes da sua localização em contextos em que têm interesses particulares no que se está a passar, encorajando-os a teorizar sobre esses contextos como se estivessem desinteressados.

Outros instrumentos de análise que considerei. Mais adiante, no inquérito, explicarei por que razão não utilizei estes

(1) Análise de narrativas que se centra na forma como os indivíduos apresentam os seus relatos de si próprios e como estes são reunidos por agentes humanos. Os dados resultam em colecções de histórias que têm de ser

transcritas, selecionadas e reduzidas. A investigação narrativa diz respeito a um tipo particular de capacidade reflexiva e consciente (Oliver, 2003). Ao contrário de um discurso aberto, uma narrativa tem uma estrutura acabada que não se enquadra na minha exploração dos pontos de vista e experiências dos enfermeiros sobre o que cria ambientes de aprendizagem clínica, uma vez que as histórias mudam consoante o enfermeiro que está a contar a história, pelo que existem histórias inacabadas sobre o que cria a aprendizagem nestas enfermarias (Smith, 2008).

(2) A análise conversacional (AC), que se centra no estudo da conversa em interação para descobrir como produzimos um mundo social ordenado (Silverman, 2000).

(3) Análise Fenomenológica Interpretativa (IPA) que se preocupa em explorar em pormenor a forma como os participantes estão a dar sentido ao seu mundo pessoal e social (Smith, 2008).

Estes métodos de análise não se coadunavam com a forma como eu dava sentido aos dados das minhas entrevistas com as enfermeiras. A análise do discurso, na minha opinião, enquadrava-se nas formas construcionistas sociais de exploração e criação de significado.

A seguir, no capítulo 3, discuto o método/metodologia que utilizei para a criação de significado e de sentido do processo de investigação.

CAPÍTULO 3

Método/Metodologia: a história natural do meu inquérito de investigação

O objetivo deste estudo é captar as experiências vividas pelo pessoal que trabalhou nos ambientes de internamento psiquiátrico em que optei por realizar este inquérito de investigação. Outro objetivo do inquérito de investigação é captar os pontos de vista e as experiências dos enfermeiros, como forma de trazer à luz as competências, capacidades e experiências que podem ser úteis na criação de ambientes de aprendizagem clínica. Além disso, o inquérito de investigação não se destinava a produzir factos, mas sim a explorar possibilidades dentro de um leque de diferentes tarefas, capacidades e competências que os enfermeiros consideravam que já possuíam ou que eram necessárias para poderem prestar cuidados competentes aos doentes. Considerei que uma amostra de dezasseis membros do pessoal era adequada para permitir que estas possibilidades fossem ouvidas e tidas em conta. Dos dezasseis funcionários selecionados, oito trabalhavam atualmente nas enfermarias de saúde mental aguda para adultos, quatro trabalhavam atualmente nas enfermarias de saúde mental segura para adultos e quatro trabalhavam atualmente na enfermaria segura para adolescentes do sexo masculino.

Utilizei uma abordagem qualitativa para obter os pontos de vista e as experiências do pessoal de enfermagem sobre o que cria um ambiente de aprendizagem clínica. Utilizei esta abordagem como um método para trazer para a ribalta as formas dialógicas através das quais o meu inquérito de investigação pretende explorar os pontos de vista dos enfermeiros e as suas experiências. Considerei que a utilização de métodos quantitativos não teria sido útil para mostrar o diálogo de uma forma tão interactiva. Além disso, como o meu inquérito de investigação é um inquérito baseado na prática, analisando as propriedades estruturais da forma como partilharam os seus pontos de vista e experiências, foi mais adequado utilizar um método qualitativo de investigação. Não tenho a pretensão de ter descoberto a "verdade" sobre os pontos de vista e experiências dos enfermeiros psiquiátricos relativamente ao que cria um ambiente de aprendizagem clínica, mas apenas de ter iluminado alguns "truísmos" locais e contingentes sobre as questões do inquérito de investigação.

Os dezasseis participantes selecionados satisfaziam os critérios de inclusão estabelecidos, a saber, que eu não estaria diretamente envolvido na supervisão do pessoal a entrevistar e que todos eles trabalhavam em unidades de internamento psiquiátrico. Todos os funcionários elegíveis que demonstraram interesse através de um telefonema ou de uma abordagem foram convidados a participar. A escolha da dimensão da amostra foi discutida com a comissão de ética local do SNS e do sector privado. Analisámos o número de funcionários em cada enfermaria e chegámos a uma média de dezasseis funcionários, o que era adequado para efeitos do meu inquérito de investigação, que foi acordado. Ao decidirmos utilizar materiais de entrevistas de dezasseis participantes, tivemos a desvantagem de não ter ouvido todas as possibilidades, o que significa que os meus resultados são parciais e limitados, mas ao mesmo tempo sugerem uma série de possibilidades de melhorias. Esta desvantagem não diminui as possibilidades reveladas neste estudo.

Outra reflexão foi o facto de haver dois enfermeiros do sexo masculino entre os dezasseis enfermeiros que foram entrevistados e o facto de haver mais vozes masculinas no inquérito de investigação poderia ter significado um resultado diferente; no entanto, isto poderá ficar para outro inquérito de investigação.

Cada entrevista durou cerca de quarenta minutos e foi acordado entre os participantes, os seus gestores e eu um horário protegido para a realização das entrevistas. Os participantes consentiram em participar no estudo depois de lhes ter sido fornecida uma folha de informação sobre os participantes. Depois de conversarmos com o comité de ética, concordámos que os participantes que estivessem a receber supervisão clínica da minha parte na altura do inquérito seriam excluídos do estudo. Durante o processo do meu inquérito de investigação, eu também fazia parte da mesma organização e sistema. O facto de estar dentro do sistema e, por vezes, fora do sistema, foi para mim um ponto de reflexão sobre a forma como compreendi e dei sentido às conversas com os enfermeiros, e sobre a forma como depois dei sentido às transcrições na minha análise.

Por vezes, estava também a ocupar o espaço entre os dois, o que me permitiu ocupar a posição de quem está dentro e de quem está fora. Senti que tinha de me lembrar dos meus deveres e responsabilidades enquanto profissional clínica a trabalhar numa organização que também estou a investigar, sempre atenta aos dilemas éticos e morais que poderia enfrentar ao partilhar os pontos de vista e as experiências das enfermeiras. Tive sempre em mente que precisava de ter em conta os meus próprios pensamentos e sentimentos sobre a forma como compreendia o que as enfermeiras estavam a exprimir em comparação com o que elas realmente exprimiam. A ideia de Dwyer e Buckle (2009) é que o investigador interno é aquele que tem caraterísticas partilhadas, com papéis ou experiências partilhados na situação em que o inquérito de investigação está a ser realizado, ao passo que o investigador externo está fora das experiências ou papéis comummente partilhados pelos participantes. No entanto, tanto o investigador de dentro como o de fora não podem ser separados de um inquérito, uma vez que ambos permaneceriam sempre presentes no inquérito de investigação. No entanto, como parte da minha prática é ser capaz de refletir, continuei a fazê-lo ao longo deste inquérito de investigação. Um dos muitos preconceitos de ser um investigador de dentro ou de fora é que ser um investigador de dentro enriquece as suas experiências sobre o que está a investigar, mas a desvantagem é que se torna demasiado familiarizado com o assunto que está a investigar, tornando os seus julgamentos questionáveis se a sua capacidade de ser objetivo, reflexivo e autêntico for comprometida. Uma das muitas vantagens de ser um investigador interno é que os seus participantes podem estar mais dispostos a partilhar as suas experiências consigo, porque há um pressuposto partilhado de compreensão de uma experiência partilhada de papel, de que "sabe o que quero dizer", uma vez que se torna um deles ou eles podem dizer que é um de nós. Tive sempre o cuidado de não deixar que os meus pontos de vista ou percepções fossem toldados pelas minhas próprias histórias e experiências pessoais de enfermeira, com experiência de trabalho em algum momento da minha carreira em todas estas enfermarias de internamento. Fi-lo reflectindo continuamente sobre os meus próprios conhecimentos e consultando os enfermeiros quando senti que precisava de compreender melhor os seus pontos de vista e experiências.

Os participantes foram recrutados em dois hospitais. Na altura, havia cerca de 100 funcionários que preenchiam os critérios de inclusão. Tinham de saber ler, escrever e falar inglês. O Serviço Nacional de Ética para a Investigação, o Comité de Ética para a Investigação de Hertfordshire, solicitou-me que redigisse um folheto informativo para as enfermarias relevantes, dirigido a todos os enfermeiros psiquiátricos que estivessem interessados em participar no inquérito de investigação, e ofereci-me para me encontrar individualmente com os participantes interessados que preenchessem os critérios. Alguns funcionários contactaram-me quando receberam o meu folheto; todos os funcionários elegíveis receberam então uma ficha de informação sobre os participantes. Aos funcionários que aceitaram participar foi marcada uma hora para a realização de uma entrevista. Após cada entrevista, esta foi transcrita com mais curiosidades a explorar noutras entrevistas, o que foi acordado com as enfermeiras no início do processo. Todas as enfermeiras que participaram no inquérito de investigação encontraram-se comigo para uma segunda entrevista semi-estruturada, na qual lhes foi dada a oportunidade de ler a transcrição da sua entrevista individual anterior. Durante este processo, algumas das enfermeiras pediram-me que lhes lesse a transcrição, o que fiz. Os temas de uma entrevista foram utilizados com outras enfermeiras noutras entrevistas. Isto foi feito numa série consecutiva até que todos os dezasseis participantes, que satisfaziam os critérios acima referidos para inclusão no estudo, tivessem sido entrevistados.

Foi obtido o consentimento informado. Todos os participantes que concordaram em participar no estudo foram abordados por mim, na qualidade de investigador, e o estudo foi-lhes explicado individualmente. Todos os potenciais participantes que manifestaram o seu interesse tiveram a oportunidade de ler a ficha de informação do participante e de colocar questões. No dia da entrevista, foi entregue um formulário de consentimento para ser assinado pelos participantes antes do início da entrevista e, na qualidade de investigador, também assinei o formulário de consentimento no início da entrevista. Os participantes foram informados de que os resultados pretendidos do inquérito de investigação seriam comunicados e divulgados através de um relatório interno, de uma apresentação em conferência, aos participantes na investigação e a revistas científicas revistas por pares. Foram discutidas questões de confidencialidade, o que significa que todos os enfermeiros foram informados sobre a forma como os dados seriam armazenados, quem teria acesso aos dados e como a sua identidade seria mantida anónima. Todos os participantes concordaram com isto antes do início do inquérito de investigação.

Os temas abordados durante a entrevista semi-estruturada foram os seguintes

1. Ambiente de trabalho, ou seja, o tipo de unidade e o grupo de clientes, que são as enfermarias de saúde mental aguda para adultos, as enfermarias seguras de saúde mental para adultos e as enfermarias de saúde mental para adolescentes do sexo masculino.

2. Existem oportunidades de acesso à educação e à formação para o pessoal de enfermagem?

3. Existem oportunidades para o pessoal de enfermagem aceder à supervisão clínica?

4. Diagnósticos clínicos dos pacientes.

5. Que oportunidades existem para que o pessoal de enfermagem participe na redação e utilização de políticas e procedimentos?

6. As oportunidades de que dispõe o pessoal de enfermagem para tomar decisões sobre os níveis de pessoal nestas áreas clínicas.

7. Quais são os pontos de vista do pessoal de enfermagem experiente (qualificado) e menos experiente (não qualificado) no ambiente clínico?

Foi elaborado um programa de entrevistas para garantir que os participantes recebessem as mesmas perguntas básicas, a fim de manter a coerência. Foram utilizadas perguntas abertas e de acompanhamento para garantir a obtenção de uma recolha de dados pormenorizada; estas perguntas foram desenvolvidas até a recolha de dados parecer saturada e não surgirem novos temas.

Na qualidade de investigadora, introduzi "perguntas circulares" a fim de obter uma resposta pormenorizada dos enfermeiros sobre a sua compreensão dos seus pontos de vista e experiências sobre o que cria aprendizagem nos ambientes clínicos. Utilizei perguntas circulares para explorar os pontos de vista e as experiências dos enfermeiros com o resultado esperado de fazer novas descobertas. Estas perguntas destinavam-se a fazer emergir os padrões que se relacionavam com os enfermeiros, bem como a forma como eles pensavam que os outros poderiam ver e compreender o que significa trabalhar com falta de pessoal. Um exemplo de uma pergunta circular seria (Se eu lhe perguntasse o que é que os seus colegas diriam que o ambiente clínico contribuiu para o seu desenvolvimento e prática, o que é que eles diriam?) Como investigadora, uma das minhas tarefas era ser exploratória, daí as minhas ligações com Tomm (1988), que sugere que a utilização de perguntas circulares nos ajuda a orientarmo-nos para a situação do nosso cliente, sendo a intenção predominantemente exploratória. Tomm (1988) sugere que as perguntas circulares tendem a ser caracterizadas por uma curiosidade geral sobre a possível ligação de acontecimentos que incluem o problema, em vez de uma necessidade específica de conhecer as origens exactas do problema. Neste caso, o meu sentido era o de estar sempre curiosa sobre a possibilidade de co-criar um ambiente de aprendizagem clínica nestas enfermarias de internamento e sobre a forma como os enfermeiros podem participar nessa co-criação.

Utilizei a gravação e a tomada de notas em simultâneo durante a entrevista, a fim de garantir que todos os dados durante a entrevista estavam disponíveis na íntegra. Em seguida, transcrevi os dados recolhidos imediatamente após cada entrevista, o que me permitiu ter curiosidade em cada fase do processo de transcrição e de entrevista.

Análise

Enquanto investigadora, utilizei o método de análise do discurso e as teorias construcionistas sociais como conceitos teóricos para dar sentido aos diálogos com os enfermeiros psiquiátricos que trabalham nestas várias enfermarias de internamento psiquiátrico. Estes conceitos centram-se em temas e padrões identificáveis da experiência vivida ou do comportamento observado, que seguiram os passos enumerados abaixo:

(a) Todas as entrevistas foram transcritas palavra por palavra (verbatim) e depois lidas repetidamente para adquirir um sentido para as mesmas e para obter uma impressão mental da sua estrutura global (ou seja, a visão global da transcrição).

(b) Extrair temas e frases significativos relacionados com a experiência em análise.

(c) Criação de sentido a partir de afirmações feitas.

(d) Organização do significado em grupos de temas.

(e) Estes temas foram integrados numa descrição exaustiva do tópico explorado.

(f) A descrição exaustiva do fenómeno explorado foi formulada em enunciados que identificam as suas estruturas fundamentais.

(g) Como investigador, voltei a cada fonte original numa série de entrevistas, perguntando aos sujeitos sobre os resultados, a fim de fazer uma validação final. Isto foi feito por acordo com o pessoal, depois de a entrevista original ter sido transcrita.

(h) O pessoal foi informado de que, se não concordasse com o conteúdo, este seria revisto e ajustado/corrigido como forma de garantir a validade da informação recolhida (Burck, 2005).

Todas as gravações e notas do estudo foram sempre guardadas num cofre e foram seguidos os princípios da Lei de Proteção de Dados (1998, 2003). Todas as gravações serão apagadas após a conclusão do Doutoramento Profissional em Prática Sistémica. Apenas eu, enquanto investigador, e o meu supervisor de investigação teremos acesso aos dados obtidos durante o estudo. Também eu, enquanto investigador, utilizei o meu computador pessoal para escrever os resultados do estudo. Foram utilizados acrónimos de palavras-passe para garantir que mais ninguém tivesse acesso à informação digitada. A maior parte dos dados que utilizarei serão provenientes de entrevistas com enfermeiros; no entanto, alguns dos dados serão provenientes de incidentes que eu contei a partir das minhas próprias experiências de estar presente como participante nesses eventos.

Todas as informações recolhidas durante este estudo foram mantidas estritamente confidenciais. A identidade dos participantes é conhecida apenas por mim, enquanto investigadora. Todas as cassetes que contêm entrevistas, transcrições e notas não têm os nomes dos participantes; por razões de confidencialidade, foram utilizadas letras do alfabeto para identificar as cassetes. Os nomes dos participantes não são publicados em nenhum dos relatórios finais.

As entrevistas tiveram lugar numa das salas de entrevistas da unidade de saúde mental e, na qualidade de investigador, conduzi a análise dos dados. Como investigador, tenho o controlo do estudo e agi como guardião dos dados gerados durante a entrevista.

Ética

Enquanto investigador, durante o inquérito de investigação, eu tinha responsabilidades pela gestão global do pessoal de uma das enfermarias, o que poderia ter levantado questões éticas, uma vez que o pessoal poderia não se sentir à vontade para expressar as suas opiniões. Nenhum membro do pessoal dessa enfermaria participou no inquérito de investigação. Como investigador, tomei medidas para não entrevistar potenciais participantes que eu fosse atualmente responsável pela supervisão clínica, pois estava ciente das responsabilidades éticas e morais de ser um investigador interno. Enquanto enfermeira, nas minhas práticas, tentei sempre manter uma postura reflexiva, tendo sempre em atenção a forma como as outras enfermeiras que participaram no inquérito de investigação compreendiam o que eu estava a fazer e porque o estava a fazer. Numa reflexão, é importante dizer que as minhas próprias experiências e os meus pontos de vista sobre o que cria um ambiente de aprendizagem clínica nas enfermarias de internamento psiquiátrico foram, por vezes, uma fonte de conflito para mim, uma vez que tive de prestar atenção à voz dos enfermeiros sobre os seus pontos de vista e experiências sobre o que cria aprendizagem nestes contextos (Dwyer e Buckle, 2009; Floyd e Arthur, 2010).

Tive várias discussões com o Departamento de Investigação e Desenvolvimento local do NHS Trust, que aconselhou que os participantes deveriam ser aqueles que não tinham supervisão clínica direta comigo como investigador. Além disso, os participantes foram informados de que a participação era voluntária e que podiam desistir de participar no estudo em qualquer altura, sem que o seu papel nas unidades fosse afetado de forma alguma. O pessoal foi tranquilizado quanto à forma como eu manteria as transcrições confidenciais, de modo a que a sua identidade fosse protegida durante e após o processo de investigação. Todos os funcionários foram informados de que os seus nomes não seriam publicados em nenhum trabalho.

O público-alvo deste inquérito será o pessoal de enfermagem que participou, os profissionais interessados nesta área de investigação e outros estudantes incumbidos de realizar projectos de investigação.

Gostaria de apresentar o pessoal que participou no inquérito de investigação através de quadros que destacam as competências dos entrevistados. Classifico-os em quatro categorias 1. Enfermeiros psiquiátricos qualificados e não qualificados. 2. Enfermeiros psiquiátricos seniores experientes e menos experientes. 3. Pessoal não qualificado experiente e menos experiente. 4. O pessoal que estava a trabalhar nas diferentes enfermarias no momento da entrevista.

Quadro 4.1 Enfermeiros psiquiátricos qualificados e não qualificados

QUALIFIED PSYCHIATRIC NURSES	NON-QUALIFIED PSYCHIATRIC NURSES HEALTH CARE ASSISTANT (HCA)
NURSE 2	NURSE 1
NURSE 3	NURSE 14
NURSE 4	NURSE 16
NURSE 5	
NURSE 6	
NURSE 7	
NURSE 8	
NURSE 9	
NURSE 10	
NURSE 11	
NURSE 12	
NURSE 13	
NURSE 15	

Quadro 4.2 Enfermeiros psiquiátricos seniores qualificados com experiência e com menos experiência

EXPERIENCED SENIOR REGISTERED PSYCHIATRIC NURSES 15 – 25 YEARS	LESS–EXPERIENCED REGISTERED PSYCHIATRIC NURSES 5 -12 YEARS
NURSE 2	NURSE 3
NURSE 7	NURSE 4
NURSE 9	NURSE 5
NURSE 12	NURSE 6
	NURSE 8
	NURSE 10
	NURSE 11
	NURSE 13
	NURSE 15

Quadro 4.3 Pessoal não qualificado com experiência e com menos experiência

EXPERIENCED SENIOR NON – QUALIFIED PSYCHIATRIC NURSES (HCA) 20 -25 YEARS	LESS-EXPERIENCED SENIOR NON – QUALIFIED PSYCHIATRIC NURSES (HCA)3 -4 YEARS
NURSE 16	NURSE 14
	NURSE 1

Quadro 4.4 Pessoal que estava a trabalhar nas várias enfermarias na altura da entrevista

FROM TWO ADULT ACUTE INPATIENT WARDS	SECURE ADULT MENTAL HEALTH WARDS	SECURE MALE ADOLESCENT MENTAL HEALTH INPATIENT WARD
NURSE 9	NURSE 4	NURSE 1
NURSE 10	NURSE 6	NURSE 2
NURSE 11	NURSE 7	NURSE 3
NURSE 12	NURSE 8	NURSE 5
NURSE 13		
NURSE 14		
NURSE 15		
NURSE 16		

No capítulo que se segue, identifico algumas das muitas complexidades com que os enfermeiros psiquiátricos se deparam na prestação diária de cuidados aos/com os seus doentes. Partilharei exemplos da prática à medida que são feitas ligações a conceitos teóricos para iluminar algum do seu significado. Numerei os exemplos num formato sequencial.

CAPÍTULO 4

A psiquiatria no meio da complexidade: O Construcionismo Social como conceito teórico para inquirir sobre as práticas dos enfermeiros psiquiátricos nas enfermarias de internamento - uma abordagem reflexiva

Neste capítulo, gostaria de discutir a forma como desenvolvi uma compreensão das complexidades que os enfermeiros psiquiátricos experimentam quando trabalham em enfermarias de internamento de saúde mental aguda e segura. Basear-me-ei nos conceitos teóricos construcionistas sociais e na análise do discurso abordados no segundo capítulo para iluminar as ligações entre a teoria e a prática, e entre a prática e a teoria. Com isto quero dizer que vou explorar episódios de prestação de cuidados em que os enfermeiros se baseiam em conceitos de escritores e autores para mostrar como a prestação de cuidados é ou pode ser orientada por conceitos que informaram a sua prática e, por sua vez, como a sua prática se liga a esses conceitos teóricos, o que permite a possibilidade de novos conceitos; isto permite então que o conhecimento seja desenvolvido e partilhado. Um exemplo de como isto pode fazer sentido na prática é partilhado por Benner (1984), que argumenta que, embora as ordens médicas forneçam diretrizes para muitas actividades dos enfermeiros, estes devem usar de discrição na sua execução, pelo que, na sua prática, os enfermeiros devem prestar atenção à literatura e às diretrizes médicas e, ao mesmo tempo, fazer juízos clínicos sólidos. Utilizarei exemplos das transcrições com os enfermeiros psiquiátricos, em que estes partilharam as suas opiniões e experiências sobre a complexidade em que trabalham e em que cocriámos significados nas nossas conversas com e sobre o ambiente de aprendizagem clínica.

Orientar-me

Nesta secção, pretendo orientar-me para a minha prática e aprendizagem em relação ao meu inquérito de investigação sobre o ambiente de aprendizagem clínica para enfermeiros psiquiátricos, à medida que exploramos em conjunto as suas complexidades. Reflectirei sobre algumas das minhas aprendizagens enquanto participante no programa (PDSP). Pretendo também reunir as minhas aprendizagens e reflexões e demonstrar como estas se manifestaram na minha prática.

Em muitas enfermarias psiquiátricas de internamento, ocorrem regularmente vários incidentes graves, alguns dos quais são a repetição de incidentes semelhantes, quer na mesma enfermaria, quer noutras enfermarias. Quando ocorrem, espera-se que os enfermeiros qualificados preencham formulários de incidentes, bem como "relatórios de sete dias". Espera-se que os enfermeiros assumam a responsabilidade clínica total pela sua área clínica na altura do incidente. Um dos meus objectivos é explorar a forma como os enfermeiros qualificados e os enfermeiros não qualificados aprendem e se relacionam com o ambiente da enfermaria e com os cuidados prestados aos doentes. Quando se trabalha num quadro de saúde, o National Institute for Health and Clinical Excellence (NICE) (2009) sugere que o tratamento e os cuidados devem ter em conta as necessidades e preferências individuais dos doentes, pelo que os enfermeiros têm de trabalhar com este quadro em mente, estando continuamente atentos às necessidades de cada doente.

Este capítulo irá explorar a forma como os cuidados psiquiátricos são efectuados no meio de complexidades. Nas minhas explorações, basear-me-ei em conceitos retirados do movimento construcionista social, tal como concebidos por Shorter (1993; 2010), Burr (1995), Cronen e Pearce (1995), Pearce (1994; 1995), Pearce e Walters (1996), Pearce e Pearce (1998), Pearce (2007) e Gergen (1999), que sugerem que, quando interagimos, interagimos de uma forma dialógica, que estamos a comunicar e a relacionar-nos uns com os outros de forma "comness" em oposição a "aboutness".

Estes conceitos convidar-nos-ão a trazer para o primeiro plano as nossas lutas contra a complexidade. Outros conceitos teóricos com que estabelecerei ligações serão as ideias de Senge (1999) sobre a utilização de modelos mentais nas organizações, que ele descreve como a visão de como vemos o nosso mundo. Sugere ainda que tudo o que temos são suposições, nunca a verdade, e que vemos sempre o mundo através dos nossos modelos mentais, que são sempre incompletos. Também me basearei nas ideias de Benner (1984) sobre as transições envolvidas no desenvolvimento do principiante, primeiro num profissional competente e depois num perito, bem como nas ideias de Smith (2008) sobre a análise do discurso.

Ainda neste capítulo, pretendo explorar se o ambiente clínico em que os enfermeiros psiquiátricos desenvolvem os seus cuidados tem algum mérito terapêutico no que diz respeito aos processos de cuidados e de recuperação a que os doentes, que acederam ao serviço, estão sujeitos. Basear-me-ei na publicação (NICE) (2009) como ponto de referência sobre o que devem ser cuidados de excelência.

Embora o meu papel nestes contextos fosse variado, foi sobretudo como gestora que fiquei curiosa quanto à influência que o meu papel variado teria sobre mim enquanto profissional clínica e gestora. Um papel importante que desempenhei na altura foi o de terapeuta familiar, trabalhando com adolescentes do sexo masculino e respectivas famílias, e também com mulheres a quem foi diagnosticada uma "perturbação grave da personalidade borderline". Durante este período, trabalhei em colaboração com enfermeiros psiquiátricos na prestação de cuidados, seguindo os percursos de cuidados hospitalares (o percurso de um doente ao longo do processo de admissão e de alta) para garantir a prestação de cuidados de elevada qualidade que satisfizessem as necessidades dos doentes de que cuidavam.

Há enfermeiros psiquiátricos qualificados com muita experiência a trabalhar nestas enfermarias; há também um certo número de enfermeiros psiquiátricos não qualificados, alguns dos quais com menos experiência. Os pacientes apresentam várias formas de doenças mentais agudas, cujos diagnósticos podem ser encontrados na classificação CID-10 das perturbações mentais e comportamentais e nas diretrizes NICE (2009).

No Capítulo I mencionei as experiências acumuladas dos enfermeiros psiquiátricos e os conhecimentos e competências que desenvolveram como resultado do trabalho nestas enfermarias psiquiátricas de internamento. Continuo a dar grande ênfase a este facto, uma vez que estas experiências não são frequentemente reunidas pelos gestores ou mesmo por alguns enfermeiros seniores, nem apresentadas de uma forma que possa ser utilizada por outros enfermeiros menos experientes que trabalham nestas enfermarias psiquiátricas complexas. Na verdade, o meu próprio diálogo interno e a minha experiência como profissional, à medida que reflicto sobre os conhecimentos e as experiências que adquiri com a minha aprendizagem no programa PDSP e também com as minhas próprias práticas, revelarão como a minha própria compreensão pode ser afetada por este material. Utilizarei então estas reflexões para conceber os passos seguintes do meu inquérito de investigação.

Experiências da prática e sua ligação com conceitos teóricos

Em seguida, pretendo partilhar algumas das minhas experiências que trouxeram à luz do dia as minhas esperanças de investigar as complexidades dos cuidados psiquiátricos, à medida que continuava imersa nas práticas a eles associadas, estabelecendo ao mesmo tempo ligações com a literatura e com as minhas lutas, à medida que continuava a ligar a teoria à prática e a prática à teoria. Refiro-me à forma como os enfermeiros trabalharam no âmbito do modelo médico para prestar cuidados e à forma como compreendi a sua prática em relação ao sentido de Benner (1989;1984) de como um profissional avançado presta cuidados em relação a um profissional principiante. Relevante para isto é também a expetativa escrita das diretrizes que definem a forma como os enfermeiros devem praticar, estas diretrizes são do NMC (2008) e do NICE (2009). Além disso, as ideias de Bernstein (1983) sobre a necessidade desesperada de aprender a pensar e a atuar mais como a raposa (a raposa sabe muitas coisas) do que como o ouriço (em que o ouriço sabe uma grande coisa). Os enfermeiros, tal como a raposa, tinham muitas ideias sobre a forma como gostariam que o ambiente fosse transformado em ambientes de aprendizagem e sentiam-se constrangidos pelos seus gestores, que pareciam ter uma grande ideia de como se pode fazer mais por menos. Quero refletir sobre essas experiências e lutas em que há vislumbres de união entre os enfermeiros nas enfermarias e em que existem possibilidades de uma comunidade dialógica em que a participação pode tornar-se mútua (Shotter, 2008).

Além disso, à medida que continuo a desenvolver as minhas reflexões e a minha auto-reflexividade sobre a minha prática enquanto gestora, terapeuta e enfermeira que trabalha com enfermeiros psiquiátricos e conversa com eles sobre a sua prática e as suas reflexões (Oliver, 2005), explorarei a forma como as minhas experiências sobre as complexidades da prática dos enfermeiros psiquiátricos influenciaram/informaram a minha curiosidade em investigar mais aprofundadamente a sua aprendizagem e prestação de cuidados. Direi que, em resultado do meu inquérito de investigação, a minha prática mudou, na medida em que me sinto mais capaz de ouvir e compreender a necessidade de enfermeiros experientes estarem num determinado turno, por oposição a outros turnos. Por exemplo, num domingo à tarde, quando os doentes regressam à enfermaria depois de um fim de semana de férias com a família, a enfermaria parece por vezes um local inseguro, pelo que aumentar a qualidade do pessoal de enfermagem aos domingos se tornou a forma mais segura e viável de prestar os melhores cuidados aos doentes e aos seus cuidadores ou pais. Benner (1984) fala de como se passa de enfermeiro principiante a enfermeiro perito; creio que isto ajudou a desenvolver a minha prática desde que participei no programa PDSP.

Este facto é demonstrado nas transcrições de vários episódios e exemplares apresentados abaixo. Referir-me-ei a esta primeira transcrição como "Lock Down". Retrata um incidente numa unidade de segurança onde me foi pedido que ajudasse a equipa de enfermagem e de terapia a lidar com os comportamentos que lhes eram apresentados. Esta transcrição é de um episódio em que os enfermeiros responderam de uma forma particular que convidou os doentes a responderem de uma forma particular. Todos os números listados nos episódios/exemplares referem-se ao diálogo dos enfermeiros psiquiátricos comigo, com exceção do nome Cherrie que se refere a mim própria nestes diálogos.

(Episódio /Exemplar Número 1) Lock Down:

Enfermeiro 3: Os doentes não querem levantar-se e vestir-se hoje, informaram o pessoal da noite que atacariam o pessoal e danificariam bens se este tentasse levantá-los e que estavam ansiosos por um "confinamento" (uma altura em que os comportamentos dos doentes são tão perigosos que a polícia e outros membros do pessoal do resto do hospital têm de comparecer na enfermaria para apoiar o pessoal atual. Trata-se de uma altura em que os doentes estão no comando de uma forma violenta).

Cherrie: Sabemos porque é que eles se sentem assim?

Enfermeiro 5: Não, não sabemos, eles estavam muito agitados ontem, um doente em particular era perturbador, dava pontapés nas portas, exigia o tempo dos enfermeiros e era verbalmente agressivo para a equipa de enfermagem, enquanto os outros apenas olhavam, e depois começaram todos, sabe.

Enfermeiro 3: O que é que devemos fazer? Está na hora de começar as actividades do dia e estamos atrasados.

Enfermeira 5: O que é que devemos fazer, Cherrie, tu és a Terapeuta Sistémica?

Cherrie: Não tenho a certeza de ter uma resposta para isto. E se não fizermos nada? Deixamo-los dormir o tempo que quiserem e, quando acordarem, pensamos no passo seguinte?

Enfermeira 5: MUITO BEM. Vamos fazer isso e ver o que acontece a seguir.

O que se seguiu foi que os jovens doentes, um a um, ao verem-se sem oposição, decidiram gradualmente ir para a escola.

Ao refletir sobre os conceitos teóricos que informaram a minha prática e a influência que esta decisão teve na minha prática, vou recorrer à Gestão Coordenada do Significado (CMM) de Cronen e Pearce (1995) e às suas ideias sobre o contexto que cria significado. Para mim, a ameaça de agressão era uma resposta ao facto de não ser ouvida, o que se apresentava em termos de os doentes serem extremamente agressivos. Assim, quando a enfermeira 3 dizia *"os doentes não se querem levantar e vestir hoje"* e quando a enfermeira 3 dizia *"o que é que vamos fazer? Estamos atrasados"*, eu estava a ligar-me à ideia de que não deveria haver necessidade de violência para com o pessoal, uma vez que o pessoal estava prestes a tomar uma posição diferente na sua resposta ao que teria sido a resposta esperada dos adolescentes, que teria sido tomar o controlo da situação, mesmo que isso significasse usar a força, uma vez que os cuidados oferecidos eram de controlo e estabelecimento de limites sob a forma de serviços de segurança. Numa reflexão posterior, pude também pensar na ideia de Kendall e Wickham (1999) de procurar contingências em vez de causas. Sugeriram que quando descrevemos um acontecimento histórico como contingente, o que queremos dizer é que o acontecimento não era necessário e que esta forma de ver o acontecimento é uma saída possível de toda uma série de relações complexas entre acontecimentos. Assim, o que mais estava a acontecer no ambiente da enfermaria foi uma curiosidade que me despertou.

Silverman (2000), Potter (1998) e Willig (2001) convidam-nos a pensar sobre os enunciados no discurso/texto e a prestar atenção à forma como o enunciado é construído, em que contexto o discurso tem lugar e que função cumpre. Além disso, o que é que o texto está a fazer e como é que o consegue fazer? Assim, por exemplo, quando a enfermeira disse que os doentes estavam ansiosos por um confinamento, na minha construção de sentido de Silverman, Potter e Willig, e reflectindo sobre o assunto, as perguntas que me surgiram foram: O que é que as palavras desta enfermeira significavam? O que estavam *a fazer* neste contexto? A minha sensação foi a de que esta enfermeira queria que eu compreendesse que os doentes é que mandavam na enfermaria e que, como enfermeiras, elas eram impotentes para intervir de qualquer forma e, por isso, sentiam-se presas no que parecia ser uma situação assustadora. Quando a enfermeira utilizou as palavras "os doentes estavam muito agitados ontem", "deram pontapés nas portas", "exigiram o tempo dos enfermeiros" e "foram verbalmente agressivos para com a equipa de enfermagem", senti que estas palavras estavam a fazer a tarefa de me permitir ter uma sensação visual de que os doentes estavam a comandar a enfermaria. Estas palavras estavam a mostrar-me que os doentes não se estavam a conformar com as regras da enfermaria ou do hospital. Estas palavras criaram-me uma imagem mental da enfermaria e do que se estava a passar antes de os doentes declararem que queriam fazer um confinamento. Quando a enfermeira usou as palavras "o que devemos fazer, Cherrie?", "você é a terapeuta sistémica", pensando bem, estas palavras estavam a convidar-me a assumir a posição de estar no controlo da situação. As palavras dela estavam a dizer que eu devia assumir a liderança porque eles não sabiam o que fazer.

Quando eu disse *"e se não fizéssemos nada?"*, reflectindo sobre o assunto, estava também a relacionar-me com as ideias de Shotter (2008) sobre o pensamento sobre a essência versus o pensamento sobre a essência, ou seja, sobre a forma como nós, enquanto equipa, trabalhamos com a situação em causa, como algo que necessitava de um sentido mais profundo de reflexão. Também foi relevante a ideia de Bernstein (1983) de trabalhar como uma comunidade de prática, por oposição a uma organização com regras. Outra reflexão que fiz também se relaciona com a ideia de Bernstein (1983) de encontrar os recursos dentro do nosso próprio horizonte e experiências que nos permitem compreender o que nos confronta como diferente ou invulgar. Ele sugere que esta forma de estar traz à tona tais compreensões que nos orientam para as conversas dialógicas que podemos ter sobre a nossa própria pré-compreensão do que estamos a tentar compreender.

Sugere ainda que ter um horizonte não é limitar-se ao que está mais próximo, mas ver para além dele, onde existem outras possibilidades. Quando o enfermeiro 5 diz *"não, não sabemos", "eles estavam inquietos ontem",* tanto o enfermeiro 3 como o 5 tinham sido qualificados durante um período de 5 anos. Ambos tinham trabalhado em vários contextos; no entanto, tratava-se de trabalho de curta duração ou bancário. Este serviço de internamento seguro para adolescentes era o seu primeiro posto permanente como enfermeiro desde a sua qualificação. Com este conhecimento em mente, a minha perceção da forma como reagiram a esta situação foi a de que a sua compreensão da capacidade de criar ou de ter um horizonte sobre a melhor forma de prosseguir era algo que não era claro ou compreendido por elas. No quadro dos conceitos de Bernstein (1983) sobre ter um horizonte, as enfermeiras não teriam tido as experiências necessárias para criar o espaço para ver para além do que as suas práticas actuais tinham e para ter uma visão do que gostariam que a sua prática e aprendizagem fossem, de modo a poderem estar melhor equipadas para prestar cuidados inovadores e mais seguros aos doentes. Ter um mentor capaz de ensinar e liderar os enfermeiros pode ajudá-los a aprender o que significa ter horizontes. Um mentor que assuma a posição de ponto de ancoragem também pode ajudar os enfermeiros recém-formados a trabalhar com estas complexidades que, de outra forma, poderiam encontrar-se à deriva. Na minha reflexão sobre este episódio, eu estava a ser o ponto de ancoragem para os enfermeiros, embora depois de o evento ter ocorrido. Ao refletir sobre este episódio, estava também a relacionar-me com as ideias de Benner (1984) sobre os enfermeiros principiantes que se baseiam em pensamentos distanciados e deliberados sobre o maior número possível de variáveis, enquanto os profissionais especializados se baseiam num envolvimento significativo na situação em causa. Neste caso, ambos os enfermeiros eram enfermeiros principiantes que confiavam na forma como a organização e o tipo de enfermaria de internamento normalmente exigem os seus cuidados e atenção e não tinham o conhecimento especializado e a experiência para se envolverem de forma significativa com estes doentes. Os enfermeiros sentiam que tinham de seguir as regras da organização e, por isso, era difícil envolverem-se de forma significativa. A enfermaria tinha 15 doentes, todos com um elevado nível de agressividade e necessidade. Poder-se-ia argumentar que os enfermeiros não tinham espaço para refletir ou fazer uma pausa, devido à falta de recursos internos e externos, o que os impedia de apresentar novas ideias sobre como prosseguir.

Passarei agora a uma segunda **transcrição que designarei por "Como é que nos relacionamos com as pessoas?".** Esta aponta para a minha partilha das histórias e conversas que tive com enfermeiros psiquiátricos, qualificados e não qualificados, no que diz respeito às suas opiniões e experiências sobre que tipo de eventos, comunicações e conselhos dos seus colegas constituíram uma experiência de aprendizagem para eles. Também explora o tipo de momentos de ensino específicos e outras experiências informativas que podem/poderão funcionar para criar um ambiente de aprendizagem clínica nas enfermarias de saúde mental aguda.

> **(Episódio /Exemplar Número 2) Enfermeiro 5: O doente pediu um pudim Yorkshire, as enfermeiras recusaram o pudim porque o doente não o tinha encomendado previamente. O doente torna-se agressivo para com os enfermeiros e os outros doentes, partindo portas e janelas e obtendo uma arma de vidro com a intenção de magoar os enfermeiros e os outros doentes. O doente esteve isolado durante um longo período, o que deu início à sua transferência para outro local.**
>
> Cherrie: **Como é que vamos refletir sobre o que aconteceu?**
>
> Enfermeiro 5: **Bem, ele não pediu pudim de Yorkshire quando fez o pedido inicial de uma refeição, estes doentes precisam de limites.**
>
> Cherrie: **Havia pudim de Yorkshire que pudesse ter sido servido?**
>
> **Enfermeiro 5: Sim, mas não foi ele que o encomendou.**
>
> **Cherrie: Então ele não a encomendou? Pensando bem, faria algo diferente?**
>
> **Enfermeira 5:1 Não tenho a certeza, é uma enfermaria segura e há regras.**

À medida que as minhas conversas com a equipa de enfermagem prosseguiam e explorávamos em conjunto o sentido que davam a esta resposta "não dar o pudim de Yorkshire ao doente", surgiram palavras e frases como "emoções", "sentimentos", "políticas hospitalares", "necessidade de limites". Fiquei curiosa com a necessidade de as enfermeiras controlarem o doente, juntamente com o sentimento de poder sobre os doentes, a utilização do modelo médico e o saber o que é melhor para os doentes sem a necessidade de tratar os doentes como a melhor fonte de conhecimento das suas próprias experiências. Potter (1998), Willig (2001), Silverman (2000) e Smith (2008) focam a necessidade de prestar atenção ao discurso e ao que as palavras estão a fazer dentro do contexto. Neste episódio, por exemplo, quando a enfermeira disse "o doente não pediu pudim de Yorkshire, por isso foi recusado", o que é que as palavras desta enfermeira estavam a fazer? O que é que ela queria que eu notasse? A minha sensação era que as suas palavras estavam a fazer disciplina, controlo e cumprimento de regras. O que a enfermeira queria que eu compreendesse era que, quando a disciplina, o controlo e as regras não são cumpridos, há consequências para todos. As suas palavras estavam a pintar um quadro dos níveis de agressão que os doentes desta enfermaria apresentam quando são confrontados com regras. O que também me impressionou foi o facto de os modelos mentais a partir dos quais a equipa de enfermagem trabalhava terem tanta influência na forma como a equipa de enfermagem cuidava deste doente.

Quando **a enfermeira 5** disse

***"sim, mas não foi ele que ordenou"*, também quando ela disse *"é uma enfermaria segura e há regras"*,**

As minhas reflexões estão relacionadas com as ideias e sugestões de Senge (1999), segundo as quais as novas formas de fazer e compreender a prática falham porque entram em conflito com as imagens internas profundamente enraizadas de como as coisas na organização devem funcionar. Estas imagens, segundo ele, limitam-nos a formas familiares de perceção e ação.

Sugere ainda que os nossos modelos mentais informam não só a forma como fazemos as nossas reflexões, mas também a forma como agimos. Uma ideia que tive foi que o pessoal de enfermagem estava a seguir um conjunto de modelos mentais que, para eles, se enquadravam no trabalho em serviços de segurança e que esses modelos mentais estavam a moldar ativamente a forma como agiam neste caso de prestação de cuidados. A enfermeira 5, que é uma enfermeira recém-licenciada com alguma experiência, foi rígida na sua capacidade de seguir um conjunto de regras estabelecidas pela enfermaria e acordadas com a direção com o objetivo de estabelecer limites e coerência e, ao fazê-lo, não estava a prestar atenção às necessidades do doente no contexto imediato da sua necessidade de ser alimentado com uma comida de que gostava e de que gostava. Benner (1984), ao traçar o desenvolvimento do novato para o profissional competente, afirma que os problemas mais difíceis de resolver requerem um conjunto de capacidades perceptivas, raciocínio concetual e a capacidade de estar empenhado e atento na prestação de cuidados. A enfermeira 5 não foi capaz de pensar no próximo melhor passo possível e na forma como iria abordar as necessidades do doente de forma satisfatória; parece que ficou presa a um nível limitado de competências. A ideia da Enfermeira 5 de que o adolescente precisa de limites foi algo que me impressionou; e as minhas reflexões relacionaram-se com Shotter (2008), que escreve sobre as dificuldades da vontade como sendo melhor descritas como dificuldades de orientação ou dificuldades relacionais em que precisamos de explorar como podemos encontrar um estilo ou forma de abordagem na relação com os outros e com as alteridades de que nos tornamos parte. Parece que a Enfermeira 5 estava a debater-se com a sua capacidade ou falta de capacidade para se relacionar com o modo como o doente compreendia as suas razões para não lhe dar o pudim, quando claramente havia pudim disponível. A capacidade da enfermeira 5 de se relacionar e de se orientar para a situação em causa era algo que ela não tinha ou não podia aceder naquele momento do seu desenvolvimento e prática de enfermagem. Se a enfermeira se tivesse relacionado com as necessidades do doente naquele momento, possivelmente através de um diálogo respeitoso e carinhoso, então, como diz Shotter (2008), teria estado a relacionar-se com a alteridade que incluía a situação mais vasta em que este episódio de cuidados foi realizado.

Para explorar a forma como os enfermeiros psiquiátricos qualificados e não qualificados aprendem e se relacionam com o ambiente da enfermaria e com os cuidados prestados aos doentes, vou recorrer a esta terceira transcrição, que designarei por "Partilha das tensões do ambiente clínico" nas enfermarias de adultos com internamento agudo

(Episódio/Exemplar Número 3) Enfermeira 13: O doente pediu para ir dar um passeio. Perguntei-lhe para onde ia e quanto tempo ia demorar. O doente disse que gostava de apanhar ar fresco e que ia sair durante cerca de 15 minutos. Passados 15 minutos, o doente não regressou à enfermaria. Mais tarde, descobrimos que ele tinha ido para casa e que se tinha suicidado em casa.

Cherrie: Lamento imenso ouvir isto. Gostaria de falar sobre como decidiu dizer sim ao pedido dele para dar um passeio e apanhar ar fresco?

Enfermeiro 13: Sim. Bem, sinto-me incompetente na minha decisão, pois na altura a enfermaria tinha pouco pessoal. Ele precisava de apanhar ar fresco e penso que a minha avaliação poderia ter sido melhor antes de ele ter saído. Não estava à espera desta situação.

A enfermeira 13 era uma enfermeira recém-formada no seu primeiro posto de trabalho como enfermeira de saúde mental registada. Ter uma responsabilidade tão grande colocada exclusivamente sobre ela era uma expetativa que, após reflexão, não fazia parte do seu repertório de competências e, por conseguinte, estava para além do seu nível de competências.

Um conceito teórico a que estabeleci ligação foi o do modelo médico e também o de uma cultura de culpa, responsável por políticas e procedimentos que se ligam ao modelo mental da forma como a organização funciona (Senge, 1999). Esta teoria oferece um ponto de ancoragem, um quadro a partir do qual podemos refletir sobre a nossa prática, para nos ajudar a desafiar o nosso pensamento sobre o que o modelo médico tem para oferecer e o que não pode oferecer, sendo uma destas formas de trabalho holísticas. Se a enfermeira tivesse utilizado uma abordagem holística neste incidente, o resultado teria sido melhor para todos, uma vez que teria prestado atenção aos pormenores do pedido do doente, assegurando-se de que teria conversado com os seus colegas e de que teria tido uma conversa mais aprofundada com o doente. Para mim, este episódio de reflexão significou que eu também precisava de mudar a minha própria orientação para uma que tivesse em consideração os contextos em que todos trabalhamos.

As ideias de Bernstein (1983) sobre as formas de compreender a orientação de cada um para consigo próprio, de modo a permitir uma maior compreensão dos outros, foi uma ligação que também fiz em relação a esta enfermeira; para que esta enfermeira tivesse visto este episódio, teria tido de se reorientar para outras formas possíveis de avaliação que poderiam ter tido um resultado diferente para o doente. Isto ter-se-ia manifestado através de um espaço onde a enfermeira se sentisse segura para fazer perguntas aos líderes e gestores, mesmo que fosse noutra enfermaria acessível. Este episódio sugere uma mudança na forma de pensar da organização, que nos afastará de uma cultura de culpar, nomear e envergonhar para uma cultura em que nos apoiamos uns aos outros. Uma cultura em que exploramos os nossos processos de tomada de decisão sem a necessidade de atribuir culpas. Este episódio coloca a questão de saber se a enfermeira foi ou se sentiu apoiada no seu processo de tomada de decisão e se, sem a escassez de pessoal com que se deparou, o resultado poderia ter sido diferente. As pressões sobre o ambiente sugerem a necessidade de mudança, para que a aprendizagem possa ter lugar. Para esta enfermeira, a existência de pessoal adequado foi um fator importante na tomada de decisão.

Uma das ideias de Shelter (2008) sobre a escuta espontaneamente reactiva e a escuta com intenção foi algo a que também me liguei, quando a enfermeira partilhou a sua experiência comigo. Comecei a ficar curiosa sobre a minha escuta quando lhe perguntei se ela queria *"falar sobre a forma como decidiu dizer sim ao pedido do doente para ir apanhar ar fresco"*. Comecei a ficar curiosa com a minha resposta e perguntei-me se não estaria a ouvir apenas para ter a oportunidade de falar e se não estaria a perder a minha capacidade de reparar na sua angústia. Neste episódio, as ideias de Shatter (2008) sobre o pensamento de plenitude podem informar as nossas práticas, uma vez que a utilização da sua teoria como conceito nos orienta para prestarmos atenção ao que nos é pedido, ao que nos está a ser dito, em vez de ficarmos desinteressados num processo em que o envolvimento faz parte desse processo. Tal como neste episódio, a enfermeira sentiu a necessidade de ser cuidada para se sentir capaz de cuidar do doente que lhe foi confiado.

Outra ligação que fiz foi com as ideias de Bernstein (1983) sobre a necessidade de alimentar o tipo de comunidades dialógicas em que a phronesis *(transparência no nosso trabalho, com um tipo de "saber-fazer" ético e político, sabedoria da prática)* pode ser praticada e onde os pontos de vista de todos os seres humanos são fortemente realizados. Esta ideia pode informar a nossa prática, lembrando-nos da necessidade de tratar os outros como seres humanos com necessidades básicas, cuja satisfação é necessária para manter a saúde, e de sermos sensíveis a estas necessidades que todos nós temos e, mais ainda, quando temos a responsabilidade de assegurar que estamos a cuidar de outra pessoa, que pode ser vulnerável de muitas formas. Esta ideia está relacionada com o cenário em que o doente se encontrava na enfermaria para tratamento de uma depressão com alguns pensamentos suicidas, embora parecesse estar na fase de recuperação da sua doença e não apresentasse sinais ou expressões de intenção suicida.

Reflectindo sobre as muitas questões e complexidades que os enfermeiros psiquiátricos vivenciam diariamente nestas áreas clínicas, uma ideia que me ocorreu foi investigar estas experiências utilizando a Análise do Discurso para identificar temas e histórias de influência que tiveram impacto na forma como os enfermeiros prestam cuidados numa área de enfermagem tão complexa, de modo a melhorar o ambiente clínico para os enfermeiros e para os doentes (Potter, 1996a; Potter, 1998 e Smith, 2008). Estes temas serão desenvolvidos nos capítulos que se seguem.

Discussão

Ao estabelecer ligações com as transcrições das conversas com os enfermeiros do *episódio LOCK DOWN,* as ideias do construcionismo social como sendo dialógicas e estando em diálogo com outro ou em diálogo múltiplo com muitos outros, numa experiência vivida, foi algo com que me liguei, uma vez que as equipas gastam tempo para se envolverem nesse diálogo (Shotter, 1993). Nestes casos, os enfermeiros poderiam ter-se envolvido com os doentes de uma forma diferente, se tivessem aproveitado a oportunidade para conversar com os seus colegas e com os doentes. No caso da enfermeira que repetia constantemente que o doente não tinha pedido pudim de Yorkshire, se tivesse respondido de uma forma mais espontânea e exploratória com o doente, o resultado teria sido diferente.

Uma das principais aprendizagens resultantes da nossa conversa conjunta foi o facto de os enfermeiros sentirem que não precisavam de tomar uma decisão imediata; outra foi a de que era uma boa prática permitir algum tempo de reflexão e de conversa durante um episódio antes de introduzir uma intervenção, um abrandamento da necessidade de resposta que nem sempre é possível em todos os episódios de cuidados.

Ao estabelecer ligações com a conversa sobre *"Como nos relacionamos com as pessoas?"*, Burr (1995) sugere que o conhecimento é sustentado por processos sociais através da interação diária entre outros no decurso da vida social. Isto implica que as formas como habitualmente compreendemos o mundo, as categorias e os conceitos que utilizamos, são histórica e culturalmente específicos. Uma das lições aprendidas com esta forma de falar foi que os enfermeiros sentiram que era uma boa prática ouvir e responder de uma forma que se relacionasse com as necessidades dos doentes num dado momento, e permitir-se não "encaixar os doentes" numa forma preconcebida de prestação de cuidados, e trabalhar a partir de um quadro mais amplo de prestação de cuidados. No entanto, os enfermeiros partilham a sensação de se sentirem presos aos constrangimentos das políticas e dos procedimentos da enfermaria, na medida em que a sua capacidade de prestar cuidados se sente limitada. A enfermeira 13 tinha experimentado algo novo e "fora da caixa", o que resultou no suicídio do doente. Devido ao receio de ser disciplinada pelas suas acções, a enfermeira afirmou que deveria ter feito uma melhor avaliação, assumindo aqui toda a responsabilidade pela sua avaliação, dizendo: "Sinto que a minha avaliação poderia ter sido melhor antes de ele se ter ido embora. Não estava à espera", o que implica que ela não seguiu as regras de avaliação estabelecidas pela organização ao nível que deveria ter seguido e, por conseguinte, o resultado foi mau. Quando o Enfermeiro 5 disse "Ele não pediu pudim de Yorkshire" "É uma enfermaria segura e há regras", este enfermeiro estava a seguir rigorosamente as regras da organização de uma forma que estava a impedir o diálogo com o doente, resultando num mau resultado. A minha sensação é que, se os enfermeiros se depararem com situações deste género nas enfermarias, continuarão a sentir-se organizados pelas regras, políticas e procedimentos da organização, o que exige que as regras sejam seguidas rigorosamente. Em cada episódio, poderia ser alcançado um sentido de aprendizagem, uma vez que os enfermeiros se sentiriam capazes de partilhar as suas experiências com outros enfermeiros, surgiriam novas ideias, alargando assim o repertório de competências e capacidades dos enfermeiros sobre como agir em situações difíceis na enfermaria.

Ao dar sentido à conversa "Partilhar as tensões do ambiente clínico", uma ligação que fiz foi à CMM (Gestão Coordenada do Significado), que fala de uma ferramenta para explorar a forma como as histórias que temos sobre as nossas vidas pessoais e profissionais se relacionam com os enunciados que as moldam. Uma das principais aprendizagens desta forma de falar foi o facto de os enfermeiros sentirem que, neste episódio de comunicação, fazer um julgamento necessitava de outras vozes; outra foi o facto de o acesso a essas vozes ser algo a que teriam de prestar atenção.

Este diagrama, a que chamo níveis de contexto da CMM, demonstra histórias de influência na minha interpretação do que os enfermeiros disseram neste episódio. A seta que aponta para baixo representa as forças contextuais de influência, que sustentam que o sentido moral dos deveres, direitos, responsabilidades e obrigações de cada um ajuda a formar o nível mais elevado de contexto a partir do qual se trabalha. A seta que aponta para cima representa as forças implicativas, em que o contexto teria de ser suficientemente poderoso para que as mudanças ocorressem. Estes dois conceitos podem ter influência na forma como as histórias deste episódio podem ser entendidas. Pearce (2007) sugere ainda que estes níveis de contexto podem ter influência uns sobre os outros e, embora apresentados num diagrama linear, vale a pena ter em conta que um contexto pode ter influência sobre o outro, o que pode mudar o que inicialmente era visto como o contexto mais elevado, sendo substituído por outro. Neste caso, a enfermeira sentiu a necessidade de poder partilhar o que entendia ser o stress do ambiente clínico, relacionando-o com o facto de um doente ao seu cuidado não ter sido devidamente avaliado por ela antes de sair e de o doente se ter suicidado mais tarde enquanto estava fora. A enfermeira sentiu a necessidade de poder exercer a sua atividade num ambiente mais favorável, onde a aprendizagem pudesse ter lugar. O resultado da sua experiência foi suficientemente forte para provocar alterações na forma como os enfermeiros são apoiados através da aprendizagem com a experiência.

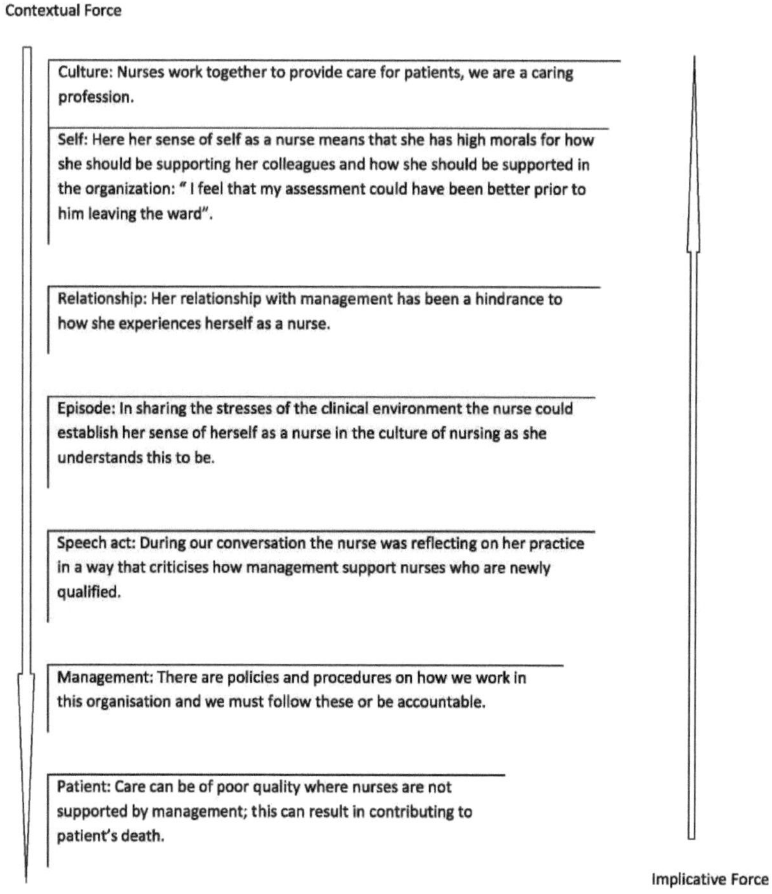

Contextual Force

Culture: Nurses work together to provide care for patients, we are a caring profession.

Self: Here her sense of self as a nurse means that she has high morals for how she should be supporting her colleagues and how she should be supported in the organization: " I feel that my assessment could have been better prior to him leaving the ward".

Relationship: Her relationship with management has been a hindrance to how she experiences herself as a nurse.

Episode: In sharing the stresses of the clinical environment the nurse could establish her sense of herself as a nurse in the culture of nursing as she understands this to be.

Speech act: During our conversation the nurse was reflecting on her practice in a way that criticises how management support nurses who are newly qualified.

Management: There are policies and procedures on how we work in this organisation and we must follow these or be accountable.

Patient: Care can be of poor quality where nurses are not supported by management; this can result in contributing to patient's death.

Implicative Force

Figura 8.1 Níveis de contexto da CMM
Adaptado de Pearce (1994 p.347)

Conclusão

Todos estes casos estão relacionados com o que eu considero ser algo que precisa de ser investigado à medida que prestamos cuidados aos doentes nestes ambientes clínicos. Durante as minhas muitas conversas com enfermeiros psiquiátricos e a minha relação com alguma da literatura, surgiu a minha curiosidade em inquirir sobre o seu/nosso ambiente de trabalho.

À medida que fui mergulhando na literatura e nas práticas, tive muitas ideias sobre a forma como estas conversas poderiam beneficiar a equipa, as organizações, os doentes e a minha prática. Este capítulo salientou a necessidade de uma investigação sobre o ambiente clínico em que os enfermeiros psiquiátricos prestam cuidados. A minha esperança é que, à medida que estas conversas forem tendo lugar, os enfermeiros sintam de alguma forma que foi criado um espaço em conjunto com eles para explorar algumas das complexidades que enfrentam diariamente nas várias enfermarias de internamento psiquiátrico. A minha esperança é também que os enfermeiros continuem a partilhar os seus episódios de interação, à medida que trabalhamos no sentido de encontrar um caminho a seguir, em que os cuidados prestados aos doentes sejam de alto nível.

Resumo: Ao resumir este capítulo, reflecti sobre as questões de investigação e se estas estavam relacionadas com o que os enfermeiros tinham para dizer e com a forma como partilhavam as suas opiniões e experiências. O que foi notório é que os enfermeiros partilharam os seus pontos de vista de uma forma que realçou as complexidades na apresentação dos doentes, bem como o sistema em que trabalham. Para mim, as conclusões destes episódios foram que existiam algumas diferenças e semelhanças nas opiniões e experiências dos enfermeiros quando trabalhavam nas enfermarias de internamento de saúde mental. Fiquei impressionada com as semelhanças entre a forma como os enfermeiros se sentiam organizados pela organização, a escassez de pessoal de enfermagem, a falta de sentimento e a capacidade de demonstrar competências, o que era evidente na sua tomada de decisões clínicas e no resultado das suas decisões. Os enfermeiros puderam falar sobre a complexidade do trabalho no ambiente de aprendizagem clínica ao partilharem as suas histórias sobre o que, para eles, poderia contribuir para a prática clínica em que estavam envolvidos. Havia áreas de aprendizagem que podiam ser aplicadas a outras áreas das enfermarias psiquiátricas de internamento, na forma como os episódios de cuidados eram geridos.

As duas enfermeiras, recém-formadas, estavam, diria eu, a tentar perceber o que seria necessário para criar um ambiente de aprendizagem clínica para elas.

Uma vez que um ambiente de aprendizagem clínica pode significar coisas diferentes para enfermeiros diferentes, consoante as suas experiências, alguns exemplos que me pareceram implícitos e que precisavam de ser referidos foram os seguintes O ambiente precisava de ter mais pessoal permanente. As enfermarias precisavam de ter enfermeiros experientes em cada turno, para que os enfermeiros juniores ou menos experientes pudessem procurar apoio quando confrontados com decisões difíceis que precisavam de ser tomadas relativamente aos cuidados de um doente. As enfermarias deviam ser mais pequenas, com menos doentes para cuidar em qualquer altura, e os enfermeiros deviam poder ter um mentor para apoiar a sua aprendizagem e reflexões. A aprendizagem no ambiente clínico teria de ser apoiada pela direção, para que fosse possível aceder a recursos eficazes.

O que eu diria que continua a ser um trabalho contínuo para os enfermeiros é a capacidade de reflectirem mais sobre as implicações para os doentes nestes ambientes clínicos, em relação às diferentes opiniões do pessoal sobre o que constitui um ambiente de aprendizagem clínica. Outra é a capacidade de identificar áreas de formação que consideram poderem ser úteis para a sua aprendizagem e de desenvolver a confiança necessária para procurar quem possa influenciar o sistema no sentido de atuar sobre estas áreas, libertando-lhes tempo para aprender. O que eu considero que precisa de ser mais desenvolvido é a capacidade de investigar que aspectos do ambiente clínico contribuem para as suas práticas na prestação de cuidados de elevada qualidade aos doentes e que aspectos são prejudiciais.

No capítulo seguinte, os temas que emergiram deste capítulo criam conjuntamente o contexto de como prosseguir o trabalho no âmbito de uma tal complexidade de cuidados e de prestação de cuidados. Mergulhei nas conversas com os enfermeiros psiquiátricos sobre as suas opiniões acerca da forma como a organização tenta organizar a sua prática e sobre os constrangimentos e possibilidades que esta forma de estar no seio de tais complexidades criou.

CAPÍTULO 5

A Enfermagem Psiquiátrica como Organização da Prática

'A construção de sentido da aprendizagem no ambiente clínico'

Este capítulo tem como pano de fundo o meu trabalho como clínico e também como gestor, trabalhando ao lado de enfermeiros numa variedade de enfermarias de internamento de saúde mental aguda. Ao trabalhar de perto com enfermeiros psiquiátricos nestes ambientes, adquiri um contacto profissional próximo com as suas funções e responsabilidades. Pude constatar as dificuldades sentidas pelos enfermeiros quando se esforçavam por atuar de forma cuidadosa e reflexiva nestes contextos "organizados". Um exemplo disto é o facto de a enfermeira 13, durante uma entrevista com ela, ter dito

> Como já disse, por vezes as pessoas estão presas às suas velhas formas conservadoras de fazer as coisas e é-lhes muito difícil adaptarem-se a outras coisas, porque isso implica mudanças".

As diretrizes do NICE (2009) sugerem que o tratamento e os cuidados devem ter em conta as necessidades e preferências individuais dos doentes. O Nursing and Midwifery Council (NMC 2008), no seu código de conduta profissional, afirma que os enfermeiros devem garantir que, enquanto profissionais, são pessoalmente responsáveis pelas acções e omissões na sua prática e que devem ser sempre capazes de justificar as suas decisões.

Os meus três principais interesses ao escrever este capítulo são: (1) Explorar a forma como os enfermeiros psiquiátricos aprendem e se relacionam com o ambiente da enfermaria; (2) como são capazes de transferir esses cuidados para os doentes, onde as necessidades de cada doente estão na vanguarda da prestação de cuidados; e (3) como são capazes de trabalhar no âmbito das responsabilidades profissionais acima mencionadas no ambiente da enfermaria, quando organizadas pela organização (Benner,1984). Comecei a interrogar-me sobre as minhas próprias obrigações enquanto enfermeira e sobre as minhas experiências com enfermeiros psiquiátricos no meu contexto de trabalho.

Situando os materiais de transcrição

Como parte deste capítulo, gostaria de partilhar convosco alguns exemplos e histórias curtas de enfermeiros psiquiátricos em que os doentes apresentam uma variedade de doenças psiquiátricas. Estas histórias ilustram aspectos do que os enfermeiros podem aprender nas enfermarias e, por vezes, como o que acontece na enfermaria pode impedir a aprendizagem. Alguns dos enfermeiros são mais experientes do que outros a trabalhar nestas áreas de cuidados psiquiátricos.

Uma das muitas ideias que me guiaram é a história de que, historicamente, os enfermeiros se sentiram como se não tivessem voz. Este facto está relacionado com as ideias de Benner (1984) sobre "o profissional principiante a competente", em que Benner partilhou as suas opiniões sobre os enfermeiros na sua fase principiante do seu desenvolvimento, em que confiavam nas instruções dos médicos para orientar a sua prática no ambiente da enfermaria. Durante o meu inquérito com os enfermeiros, estes partilharam os seus sentimentos de serem "organizados" pela organização de tal forma que, por vezes, isso impedia a sua capacidade de prestarem cuidados aos doentes e com eles de forma a poderem criar aprendizagem para outros enfermeiros. Descreveram este facto como um constrangimento à sua capacidade de aprender nas suas áreas clínicas.

Basear-me-ei neste poema citado em Morgan (1989) para exprimir muitas das dificuldades criadas aos enfermeiros psiquiátricos que trabalham de forma "organizada" pela sua organização, onde a tentativa de resolver um problema cria outros problemas.

Havia uma velhota que engoliu uma mosca:

Havia uma velhota que engoliu uma mosca
Não sei porque é que ela engoliu a mosca
Talvez ela morra!
Havia uma velhota que engoliu uma aranha que se agitava e fazia cócegas dentro dela
Ela engoliu a aranha para apanhar a mosca
Não sei porque é que ela engoliu a mosca
Talvez ela morra!
Havia uma velhota que engoliu um pássaro

Que absurdo engolir um pássaro
Ela engoliu o pássaro para engolir a aranha que se agitava e fazia cócegas dentro dela
Ela engoliu a aranha para engolir a mosca
Não sei porque é que ela engoliu a mosca
Talvez ela morra!

Este poema também destaca parte da minha conversa com duas enfermeiras psiquiátricas, em que elas partilharam a sua frustração por sentirem que a direção as organizava de tal forma que raramente conseguiam terminar um trabalho corretamente antes de terem de passar para outro.

É como arrumar a mobília, o que eu acho que não é bom". Outro enfermeiro descreve esta prática como "o que parece ser uma cura para um problema parece causar outro problema", "a sensação de estar numa roda de hamster, mas a coisa é ... não pára, porque nós, há sempre alguém que a mantém a funcionar". E só pára quando se sai da enfermaria no fim do turno e alguém entra nessa roda de hamster". A direção tenta então ajudar trazendo enfermeiros temporários, mas estes enfermeiros não conhecem a enfermaria e só nos causam problemas, pois não só temos de cuidar dos doentes, como também temos de ver o que esses enfermeiros temporários estão a fazer quando estão a cuidar dos doentes".

À medida que o trabalho dos enfermeiros se torna organizado pela estrutura das restrições de pessoal, bem como pelo poder dos gestores para organizar a sua prática no âmbito das políticas e procedimentos, os enfermeiros descreveram as suas formas de trabalhar como sendo *mecanicistas.* Morgan (1989) sugere que esta forma de trabalhar pode desumanizar as pessoas envolvidas, uma vez que as suas próprias soluções moldam os problemas a encontrar, resultando numa forma muito mecanicista de ser e de se relacionar.
Neste capítulo, irei também explorar a forma como os cuidados psiquiátricos são efectuados no âmbito de um modo de trabalho "organizado" e a produção de sentido que pode ser elaborada durante e após este processo. Nas minhas explorações, tal como referi no primeiro capítulo, basear-me-ei em conceitos retirados do movimento construcionista social, tal como concebidos por Shotter (1993), Burr (1995), Cronen (1994) e Gergen (1999), que aprofundaram estes conceitos convidando-nos a pensar sobre o nosso sentido de como os cuidados são prestados e, depois, como é criado nas conversas, uma abordagem que entendo como trabalho dialógico, e também como se pode trabalhar *a partir do interior de* um sistema com o sistema, explorando aquilo a que Shotter (2008) chama "ação conjunta" para trazer estas lutas para o primeiro plano.

Outros conceitos teóricos a que recorrerei são as ideias de Senge (1999) sobre os modelos mentais na organização, as ideias de Benner (1984) sobre o profissional principiante a competente e as competências que os enfermeiros principiantes/novatos precisam de ter para poderem oferecer uma prática de qualidade especializada, e as ideias de Smith (2008) sobre a análise do discurso como método de envolvimento com as transcrições dos enfermeiros. Basear-me-ei noutros conceitos teóricos que se enquadram nas práticas de enfermagem, incluindo os pontos de vista de Caramanica e Roy (2006) sobre a reflexão sobre a prática e a importância de criar um ambiente em que a reflexão sobre a prática seja importante para o desenvolvimento.

Arnold, Dean e Munday (2004) oferecem-nos a ideia de que os enfermeiros que partilham os seus conhecimentos e competências nas áreas clínicas são instrumentos úteis de aprendizagem e de ensino para os estudantes de enfermagem, onde a existência de formas colaborativas de trabalhar com a educação pode criar grandes possibilidades para o desenvolvimento de enfermeiros especializados. Cooke e Matarasso (2005) também contribuíram para estes conceitos de enfermagem, sugerindo que os enfermeiros precisam de ter tempo para práticas reflexivas, o que contribui para elevados padrões de prestação de cuidados. Holmes (2007) considera que, enquanto enfermeiros, precisamos de manter práticas reflexivas, o que, por sua vez, melhora a prestação de cuidados. Dassen, et al (2007) convidam-nos a pensar na enfermagem no meio da complexidade, no sentido do nível de comportamentos violentos e agressivos com que os enfermeiros se deparam enquanto prestam cuidados aos/com os seus doentes e da falta de notificação de alguns destes comportamentos, quer porque se habituam a eles, quer porque é demasiado moroso notificá-los como incidentes.

Slimmer, Wendt e Martinkus (1990) sugerem que os enfermeiros devem considerar o ambiente clínico como um espaço de aprendizagem para os estudantes de enfermagem interessados em receber formação como enfermeiros psiquiátricos, uma vez que se regista um declínio no número de estudantes de enfermagem que desejam receber formação nestas áreas de enfermagem devido às experiências negativas vividas durante a licenciatura em contextos de saúde mental psiquiátrica.

Utilizarei metáforas para descrever e ilustrar as formas como os enfermeiros se sentiram organizados num modo de trabalho e também para explorar o sentido que pode ser dado a estes sentimentos.

A metáfora de uma "planta-aranha" será central para a minha visão dos ambientes de aprendizagem clínica, uma vez que onde a planta-aranha cria as suas raízes, cria mais plantas. Esta é uma metáfora que, na minha opinião, descreve melhor os enfermeiros e as suas práticas, quando *as suas* raízes estão firmemente assentes na teoria e na prática da enfermagem. Enquanto falávamos sobre a forma como as suas actuais formas de trabalho poderiam ser melhoradas e como poderiam ser transferidas para outras áreas das suas práticas, a planta-aranha estava na vanguarda do meu pensamento. Os seus rebentos são indicadores que se relacionam com a forma como a aprendizagem pode ser criada, co-criada e partilhada, criando assim vários ambientes de aprendizagem clínica onde os cuidados são da mais elevada qualidade.

Para introduzir a planta-aranha como uma metáfora para dar sentido aos acontecimentos que exploro neste capítulo, vou dizer algo sobre a sua origem. A planta-aranha chama-se Chlorophytum Comosum; reconhece-se pelas suas longas folhas verdes de lâminas finas, com riscas brancas ao meio. O seu nome deve-se às folhas longas e curvas que partem de um ponto central e que lhe dão o aspeto de uma aranha. As suas folhas atingem até 40 centímetros de comprimento e cerca de 15 milímetros de largura. Quando madura, a planta também produzirá pequenas flores brancas. A planta é popular em casas e escritórios devido à sua resistência e facilidade de tratamento. Necessita de luz e água moderadas, e é difícil regar demasiado esta planta. A planta também é bem conhecida pela sua capacidade de limpar o ar e absorver produtos químicos perigosos do solo. Esta planta é facilmente multiplicada (propagada) para criar outras plantas; isto pode ser conseguido dividindo o caule central em dois ou cortando uma plântula (planta em miniatura que cresce na maturidade) e plantando-a. Depois de replantar a estaca ou a plântula, esta criará raízes e tornar-se-á uma nova planta independente (Dunder, 2009). De seguida, gostaria de mostrar uma imagem visual da planta-aranha com as suas múltiplas possibilidades de crescimento.

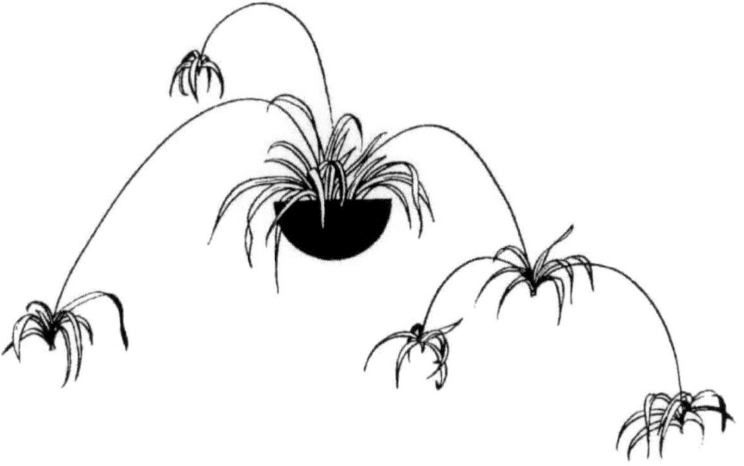

Figura 8.2 Planta de aranha

Adaptado de Gareth Morgan (1997a. p.64)

Morgan (1997a) utiliza a planta-aranha como metáfora para explorar as várias formas de compreender como uma organização pode adotar mudanças, tendo esse sentido visual de como a planta-aranha cresce e muda e as condições em que essas mudanças se podem desenvolver. Uma ligação com as ideias de Morgan (1997a) sobre a metáfora da planta-aranha foi a forma como os enfermeiros podem criar ou co-criar uma robustez que possa fazer definhar algumas das formas organizacionais de trabalhar, de modo a tornarem-se como a planta-aranha, o que lhes permitiria trabalhar em muitas condições diferentes e por vezes difíceis. Os enfermeiros das várias enfermarias tiveram dificuldades com o conceito de robustez, o que se deveu principalmente aos níveis de pessoal nessas enfermarias, à falta de experiência adequada para as responsabilidades que lhes foram atribuídas e à falta geral de supervisão, tanto de natureza formal como informal.

A utilização metafórica desta planta trouxe para o primeiro plano da minha visão a forma como os enfermeiros psiquiátricos que trabalham em unidades de internamento acabariam por crescer, tornar-se robustos e propagar-se nas suas práticas à medida que se deslocassem nos vários domínios da enfermagem, desde as unidades de internamento até ao trabalho na comunidade; e também, para trazer à luz a forma como alguns dos pontos cegos que os enfermeiros experimentaram poderiam ser evitados.

Para chamar a atenção do leitor para o que Morgan (1997a) descreve como algo a ter em conta quando se trabalha no âmbito de "formas organizadas e fechadas de trabalho", sugere que as visões poderosas do futuro podem conduzir a pontos cegos, em que as formas de ver também se tornam formas de não ver. Esta forma de trabalhar ressoa com os enfermeiros psiquiátricos, uma vez que o seu trabalho se torna organizado por políticas e procedimentos, onde se tornam constrangidos de uma forma que, por vezes, os impede de agir de outras formas, impedindo-os assim de pensar e agir, fechando possibilidades de mudanças que os convidem a agir de formas diferentes. Isto acontece quando têm de trabalhar sob pressão, quando a sua criatividade e produtividade são medidas por uma cultura de autoridades externas, e quando os seus próprios valores sobre o que constitui o cuidado se tornam um constrangimento, uma vez que não conseguem criar um ambiente de aprendizagem dentro dos limites da organização.

Eis um exemplo que ilustra esta forma de pensar:

> **Enfermeiro 13.** Tentam tanto quanto possível desencorajá-lo, dizendo que não é necessário e que não precisa de mais formação e desenvolvimento profissional, desde que consiga gerir as pessoas na enfermaria.[1]

Neste capítulo, mostrarei como os enfermeiros psiquiátricos que trabalham em unidades de internamento de agudos se debatem com alguns dos limites/constrangimentos da criação de um ambiente de aprendizagem. Centrar-me-ei em alguns dos temas que emergem durante as entrevistas que exemplificam a forma "organizada" de trabalhar. Basear-me-ei nos temas que realçam as possibilidades disponíveis para os enfermeiros psiquiátricos desenvolverem as suas capacidades, o que poderá ajudar a criar um ambiente de aprendizagem. Foi também através da minha própria experiência de trabalho em vários contextos do ambiente da enfermaria de internamento psiquiátrico que desenvolvi um interesse pela forma como os cuidados eram/estão a ser prestados, a capacidade de tomar decisões e a forma como as decisões são tomadas e depois implementadas, o caos que rodeia os planos de cuidados, na medida em que por vezes estão incompletos. Os planos de cuidados são instrumentos utilizados para orientar o profissional na prestação de cuidados adequados e seguros aos doentes, que são depois utilizados como instrumentos para ajudar a criar os percursos de cuidados para os doentes; continua a ser de importância crucial, portanto, que os planos de cuidados estejam em vigor para os doentes. Para os enfermeiros que trabalham em ambientes de internamento, parece haver falta de espaço para refletir sobre as suas práticas clínicas. Partilharei as transcrições dos enfermeiros sobre o nível de agressão que sofreram por parte dos doentes e a forma como sentiram que isso foi gerido dentro dos limites de um modo de trabalho organizado. Também tenho curiosidade em saber como é que os enfermeiros em início de carreira aprendem nestes ambientes e como é que os enfermeiros seniores continuam a desenvolver novas competências dentro da prisão situacional em que parecem estar a trabalhar, onde os constrangimentos são impostos pela forma como a organização os "organiza", onde há caminhos que ainda não são visíveis.

Estou curiosa acerca do que parece ser, como sugere Senge (1999), as formas de prática favoritas não oficiais que se tornam armadilhas que confinam os enfermeiros a práticas "organizadas" socialmente construídas, nas quais eles próprios não participaram na construção. Creio que isto os impede de explorar outras formas de praticar, em que as ilusões partilhadas e as más práticas se tornam as normas que interferem/prejudicam as suas capacidades de pensar criticamente. Estas outras formas de atuação, no seio da organização, "organizam" os enfermeiros de formas que convidam a um acordo assumido, o que os inibe de expressarem as suas preocupações relativamente a uma determinada prática.

Durante este capítulo, demonstrarei como trabalhei com materiais transcritos para co-criar uma nova compreensão da transformação. Neste caso, os enfermeiros psiquiátricos procuram criar novas informações sobre si próprios e sobre o seu ambiente. A partir dos excertos das transcrições, os enfermeiros partilharam a forma como a organização os "organiza" no ambiente de prestação de cuidados dificulta/limita a sua capacidade de aprender e de ensinar os outros, bem como as possibilidades de criar o que gostariam como forma de aprender no seu ambiente de prestação de cuidados.

Neste capítulo, escreverei pequenos fragmentos autónomos, cada um com o objetivo de despertar no leitor uma sensação de uma situação particular em todos os seus pormenores concretos, um carácter de um conceito particular, momentos em que um conceito particular ilumina uma situação particular e outros fragmentos que me parecem despertar uma consciência especial no leitor para reparar em aspectos das suas próprias situações que normalmente não são respondidos (Shorter, 2005b). São escritos com a ideia de que, depois de cada um deles, o leitor fará uma pausa na leitura do texto na página e começará a fazer algum trabalho imaginário para explorar as suas próprias experiências, que parecem de alguma forma ressoar com o carácter do fragmento que acabou de ler (Shotter, 2009).

Alguns dos fragmentos que irei escrever provêm das entrevistas que realizei com os enfermeiros psiquiátricos e também das minhas reflexões e integrações destas vozes de pedido de mudança. Também mostrarei como utilizei estas vozes de uma forma que convidou / cocriou um tipo especial de aprendizagem no meu atual local de trabalho clínico, onde uma forma organizada de trabalhar estava muito na vanguarda. Ao refletir sobre os conceitos teóricos a que posso recorrer para ajudar a trazer à tona os temas que me suscitaram curiosidade, liguei-me ao conceito de análise do discurso, que Smith (2008) designa por análise discursiva. Este conceito, que Smith sugere, pode ser utilizado como uma ferramenta para extrair os temas à medida que vão surgindo no texto. Também me basearei nas ideias de Burck (2005) de que a análise do discurso pode ser utilizada como uma ferramenta que procura identificar as histórias vividas e contadas a que os indivíduos recorrem para dar sentido ao seu mundo e que utilizam para dar sentido à exploração das suas consequências e limitações.

Eis alguns dos temas com os quais estabelecerei ligação neste capítulo, que resultaram da leitura e releitura das transcrições: "Sentir-se subjugado", "falta de envolvimento", "dizem-me o que fazer, não há aprendizagem para experimentar", "não tenho voz, as minhas palavras não são ouvidas", "sentimentos de fracasso", "falta de tempo para refletir sobre a própria prática e o ambiente atarefado da enfermaria".

1. Uma "organização": O que é que isto significa para os enfermeiros psiquiátricos?

Neste ponto, partilharei a forma como os enfermeiros descreveram as suas experiências na enfermaria, onde sentiram uma série de preocupações, algumas das quais são a falta de pessoal, a falta de formação, a falta de enfermeiros experientes de serviço num determinado turno, experiências de violência contra enfermeiros na enfermaria, falta de espaço e tempo para pausas e reflexões, e a administração da medicação errada ao doente, uma vez que continuam a trabalhar naquilo que consideram ser "a forma de trabalhar de uma organização".

A enfermeira 6 é uma enfermeira recém-licenciada em saúde mental, com cerca de sete anos de experiência de trabalho numa unidade de internamento. Este é o seu primeiro emprego depois de se ter qualificado como enfermeira e, nos últimos dois anos, foi promovida a chefe de equipa, o que significa que tem a responsabilidade de liderar uma equipa de enfermeiros na prestação diária de cuidados aos doentes. Este é um excerto da nossa entrevista que reflecte o que ela e outros enfermeiros sentem:

> **(Episódio/Exemplar nº 4)**
>
> "Obviamente, há os problemas de pessoal, com os quais temos sempre de nos confrontar, como a falta de pessoal na enfermaria, o que é muito cansativo, e pessoas como os enfermeiros temporários, que não estão de todo empenhados no trabalho e estão lá apenas pelo dinheiro" " ... Penso que tivemos uma equipa muito solidária na enfermaria, sim (risos), tivemos, mas atualmente tem sido um pouco mais difícil porque sempre houve um bom apoio. Mas, neste momento, não tem havido um nível de apoio tão bom, mas a equipa tem estado presente, o que tem ajudado bastante. Há alguns gestores muito bons a quem se pode recorrer para obter apoio, mas não diria que todos eles são acessíveis
>
> **Cherrie:** Certo... diria que ter mais/melhores gestores que sejam acessíveis seria melhor?
>
> **Enfermeira 6:** Sim, mais acessíveis, que não fazem uma situação do tipo "eles" e "nós".
>
> **Cherrie:** O que é que quer dizer com isso? Existe uma separação entre vós e os diretores, uma separação entre os enfermeiros juniores e os diretores?
>
> **Enfermeira 6: Sim, sim, de certeza**
>
> **Cherrie:... que efeitos pensa que isso tem no facto de o ambiente clínico ser um ambiente de aprendizagem, de não haver gestores que o apoiem?**

Enfermeiro 6: Penso que isto é muito desmotivante para as pessoas, por isso penso que há muitas pessoas que não estão a trabalhar tão bem como poderiam porque perderam a motivação, não se sentem tão apoiadas na enfermaria. Eu próprio reparei que tem havido mais doenças na enfermaria, por isso há pessoas que mudam de turno, não há tanto empenho na enfermaria neste momento, por isso é como uma pedra que se espalha, tem um efeito de arrastamento e também é perturbador para os doentes.

Cherrie: Então, se tivesse uma voz para falar com a direção, o que lhe diria?

Enfermeiro 6:... Eu gostaria de dizer as coisas que há muito tempo quero dizer-lhes (risos), que precisam mesmo de aumentar o número de funcionários para apoiar os enfermeiros e tornar o ambiente mais positivo. Além disso, se conseguissem acabar com os enfermeiros temporários e formar uma equipa melhor, poderíamos apoiar-nos uns aos outros nas enfermarias

Neste caso, a enfermeira diz muitas coisas e utiliza muitas palavras que, após reflexão, me despertaram a curiosidade de saber o que significavam as suas palavras. Por exemplo, quando a enfermeira utiliza palavras como "lutando contra a falta de pessoal", estas palavras estão a descrever a falta de pessoal nas enfermarias. As suas palavras convidam-me a compreender o contexto em que os enfermeiros estão a prestar cuidados e a forma como os enfermeiros prestam efetivamente esses cuidados. Além disso, as suas palavras trazem-me à consciência o que é necessário para prestar melhores cuidados aos doentes nestas enfermarias. As palavras da enfermeira 6 também me permitiram perceber que ela não estava a mostrar falta de apoio à organização nem a culpar a organização pela atual situação de escassez de pessoal quando disse "mas a equipa tem estado presente, o que tem sido útil"; as suas palavras "costumava haver melhores cuidados e aprendizagem nas enfermarias" significavam que era possível que isso voltasse a acontecer. As suas palavras definem o cenário das suas experiências sobre o que ajuda e o que não ajuda tanto, sendo exemplos "enfermeiros da agência que não estão todos empenhados no trabalho e estão lá apenas pelo dinheiro", "pessoal cansado", "pessoal desmotivado", "pessoal a perder a motivação", estas palavras estão a fazer a tarefa de me informar sobre o que precisa de acontecer para

para que o ambiente clínico se torne um ambiente de aprendizagem: é necessário que o pessoal seja apoiado, que se interesse pela prestação de cuidados e que se sinta motivado nas suas próprias capacidades de prestação de cuidados. A enfermeira, ao exprimir a qualidade das suas experiências na enfermaria, observou aqui que nem todos os gestores eram acessíveis, que muitas coisas precisavam de ser ditas e não o foram, que quando as deficiências óbvias não são abordadas, as pessoas ficam desmotivadas e, no final, isto estende-se aos sentimentos e atitudes mesmo dos doentes. Esta enfermeira tem uma consciência muito clara de que, gradualmente, num ambiente de chefias inacessíveis, surgem divisões e desaparecem as colaborações de apoio. As suas palavras dão uma ideia de como o ambiente clínico se poderia tornar um espaço de aprendizagem quando os enfermeiros temporários, que ela vê e experimenta como não estando interessados em cuidar dos doentes, deixassem de ser contratados nas enfermarias e o pessoal conseguisse criar melhores equipas onde se pudessem apoiar mutuamente na prestação de cuidados (Silverman, 2000; Potter, 1998 e Willig, 2001).

A enfermeira 8 é uma enfermeira de saúde mental registada, com doze anos de experiência de trabalho em enfermarias de segurança e de saúde mental aguda, e trabalha atualmente como enfermeira gestora numa enfermaria de segurança. Diz algo semelhante à enfermeira 6, mas acrescenta alguns pormenores importantes:

(Episódio/Exemplar nº 5)

"Existe um sistema de gestão do pessoal em cada turno, que consiste em taxas de pacientes por dia (PPDS), o que significa que cada enfermaria atribuiu um valor no mês e isso é como uma média, o que significa que o gestor tem de gerir e garantir que atingimos uma média no mês, o que significa que não temos tantos recursos como antes. O número de funcionários é determinado pela ocupação da enfermaria, o que significa que há mais tarefas a fazer para menos funcionários. O (PPDS) teve um impacto negativo e também o ....

Well

A aprendizagem é espremida, porque é algo que não pode ser medido, por isso o pessoal dá prioridade às coisas que têm prazos e relatórios que têm de ser feitos e acompanhados e, na verdade, as pessoas trabalham mais em modo de crise para conseguirem passar cada turno em, em termos de qualidade da documentação, sabe, sofre, é quando recebem supervisão; Os chefes de equipa também têm dificuldade em supervisionar o pessoal júnior por causa do tempo e dos outros compromissos na enfermaria, pelo que essa parte também é afetada, e muito se deve ao nível de frustração do pessoal."

Enquanto o enfermeiro 6 refere que os gestores são inacessíveis e que, por isso, as coisas importantes não são ditas, o enfermeiro 8 observa que, mesmo que as necessidades de supervisão e de tempo de aprendizagem fossem expressas, continuariam a não ser satisfeitas, uma vez que essas necessidades não são mensuráveis. De facto, se fossem mensuráveis, provavelmente afectariam negativamente o índice orçamental global (PPDS). Assim, paradoxalmente, no meu entendimento de enfermagem, temos aqui um índice orçamental que conduz a uma redução da qualidade dos cuidados de enfermagem e não a um aumento da mesma.

De seguida, enumerarei uma série de diferentes relatos sobre o que é uma organização. Em primeiro lugar, vou recorrer a Cole (1988). Ele afirma que a melhor forma de descrever uma organização é como "o quadro dos processos de gestão". A organização pode ser descrita como tendo duas partes, uma para descrever o processo de organização e a outra para descrever a entidade social formada por um grupo de pessoas (Cole, 1988). Argyris (1960), citado em Cole (1988), sugere que as organizações são estratégias humanas complexas concebidas para atingir determinados objectivos.

Numa abordagem sistémica, as organizações podem ser descritas como sistemas abertos que respondem a influências externas e internas quando tentam desenvolver e, em última análise, alcançar os seus objectivos. Algumas áreas-chave da abordagem sistémica centram-se na relação entre as formas formais e informais de organização das relações, incluindo o ambiente externo, as fronteiras e a cultura da organização (Cole, 1988).

Ao estabelecer ligações com as ideias de organização acima referidas no contexto da enfermagem psiquiátrica, a ideia da necessidade de a enfermagem ser uma organização que aprende foi uma história partilhada nas entrevistas com os enfermeiros. A sua perceção desta ideia é que a organização deve ser uma organização em que a equipa de gestão deve ser responsável pela identificação e resolução de problemas, permitindo assim que a organização melhore e aumente a sua capacidade.

Durante a minha entrevista com a enfermeira 8, ela descreveu a intensidade do ambiente organizacional para as questões relacionadas com os cuidados de saúde, tanto para os enfermeiros como para os doentes:

> **Enfermeira 8:** "Estou agora numa ala diferente porque estava a sentir-me esgotada. O que mais me preocupava eram os níveis de agressões ao pessoal e não aconteceu nada em termos de trabalho de correção para ver como é que nós, enquanto pessoal, podemos evitar a frequência dos incidentes e das agressões ao pessoal"

Da minha experiência como enfermeira a trabalhar em vários tipos de enfermarias de internamento, diria que o "esgotamento" dos enfermeiros ocorre quando têm de enfrentar diariamente situações de stress sobre as quais não têm qualquer controlo. Quando têm uma experiência limitada para o nível de necessidade exigido pelos doentes e quando o nível de apoio é insuficiente e, por vezes, nem sempre está disponível para eles. Isto também faz com que os enfermeiros não consigam manter a sua motivação e resulta em maus resultados nos cuidados.

Ao refletir sobre as palavras da enfermeira e o que estas palavras estavam a fazer, por exemplo, quando a enfermeira utiliza palavras como "estava a sentir-me esgotada", "estava preocupada com o nível de agressões ao pessoal", "não foi feito qualquer trabalho de correção com o pessoal sobre a forma de evitar a frequência de incidentes ou incidentes e agressões ao pessoal", estas palavras estavam a criar uma visão em que a atmosfera na enfermaria é tão extrema que os enfermeiros não são capazes de realizar a sua tarefa diária básica de cuidar dos doentes e, neste contexto, a aprendizagem não é possível. As palavras da enfermeira sobre "o pessoal a trabalhar em modo de crise" pintam um quadro de caos e de falta de uma liderança atenciosa que tem uma sensação muito descendente. As suas palavras convidaram-me a sentir as frustrações dos enfermeiros que trabalhavam nas enfermarias. As suas palavras também me ajudaram a criar uma imagem mental das suas lutas como gestora e enfermeira, onde ela tinha explorado muitas ideias sobre como criar ambientes de aprendizagem clínica. As suas palavras convidaram-me a procurar possibilidades de abertura em que a aprendizagem pudesse ter lugar (Silverman 2000; Potter 1998 e Willig 2001).

A enfermeira 8, durante a nossa entrevista, partilhou aspectos do ambiente que considerou poderem ajudar a criar aprendizagem, embora também tenha identificado que é necessária muita aprendizagem para que o ambiente continue a desenvolver a sua capacidade de aprendizagem e para que os gestores sejam responsabilizados por este processo:

> **(Episódio/Exemplar nº 6)**
>
> "... a minha opinião seria, talvez, uma medição objetiva das necessidades de formação das pessoas, apoiada por recursos adequados, que seria o tempo para se envolverem na aprendizagem, quer se trate de discussão ou de tempo para ver artigos de investigação, seria sobre o pessoal mais sénior ter tempo protegido para se envolver no micro ensino ou no ensino formal com o pessoal mais jovem para o desenvolver, e mesmo a coisa mais básica em torno da supervisão, porque o ensino pode ter lugar na supervisão, e também um ambiente onde os estudantes de diferentes disciplinas podem vir para estágios, e também onde há mais estrutura onde a investigação é incentivada e a investigação tem lugar. ... Penso que, inicialmente, se trata mais de motivação do pessoal, de analisar a motivação do pessoal e ... analisar as coisas que incentivam as equipas, porque o trabalho é bastante difícil e, embora se trate de uma enfermaria de segurança, existem diferentes enfermarias de segurança em que a acuidade dos

doentes é diferente da de enfermarias de segurança semelhantes em qualquer hospital do Serviço Nacional de Saúde (NHS) e, certamente, as enfermarias de baixa segurança seriam provavelmente classificadas como enfermarias de média segurança em alguns dos hospitais que conheço. Provavelmente, assistiríamos a elevados níveis de envolvimento dos doentes nas intervenções terapêuticas que lhes são oferecidas, os doentes poderiam dar o seu feedback, como acontece com o volume de queixas que, por vezes, é indicativo de que as coisas não estão a correr como deviam e o volume de queixas seria reduzido, e penso que a duração da estadia dos doentes poderia ser afetada por pessoal bem formado. Penso que se poderia ver, bem, pode não ter necessariamente impacto sobre o tempo de permanência dos doentes, mas mais sobre a sua qualidade de vida, mais sobre como reequipá-los com competências para a vida e como eles progridem no seu percurso de cuidados. Porque, por vezes, podemos ter doentes que, por exemplo, podem ficar em observação individual, mas não há nenhuma razão objetiva para alguém ficar em observação individual durante um longo período de tempo, o que significa apenas que as suas capacidades para participar noutras actividades terapêuticas mais significativas são atrasadas, o seu risco é exagerado mas não medido".

Ao estabelecer ligações com as ideias de Potter (1998), Silverman (2000), Smith (2008) e Willig (2001) sobre a análise do discurso, as palavras da Enfermeira 8 estavam a fazer a tarefa de me convidar a ver as mudanças em que ela era capaz de pensar como possibilidades. As suas palavras estavam a criar uma imagem mental de um novo ambiente que demonstrava que ela era capaz de co-criar um ambiente clínico com espaços de aprendizagem. As suas palavras convidaram-me a entrar nos seus processos de pensamento sobre o que é possível fazer nas enfermarias, o que antes era "esgotamento" e ambientes desmotivados, estava agora a transformar-se em possibilidades de ambientes de aprendizagem clínica. Enquanto reflectia sobre as capacidades desta enfermeira para ter uma perceção do que era necessário mudar nas enfermarias para que estas possibilidades se tornassem realidade, as suas palavras criavam várias imagens do ambiente clínico e das lutas que os enfermeiros enfrentam.

A enfermeira 8 expõe os seus pontos de vista e experiências sobre o que significa para ela trabalhar em ambientes clínicos e o que considera necessário mudar para que o ambiente clínico seja um local melhor para a prestação de cuidados de qualidade superior à atual. A enfermeira centra-se na motivação do pessoal e na importância de a manter. No entanto, como enfermeira sénior, a sua opinião sobre as necessidades dos enfermeiros em termos de supervisão e ensino não era um pedido que ela se sentisse capaz de fazer na organização em que trabalhava. Ela gostaria que houvesse uma medida objetiva, o que parece difícil de conseguir a partir da sua descrição dos modos de organização dos cuidados no hospital. Assim, apesar de ter uma ideia clara de como os cuidados poderiam ser melhorados, os seus conhecimentos na linha da frente pareciam estar a ser desperdiçados, uma vez que não parecia haver qualquer abertura para a sua partilha ou mesmo desejo. Na nossa segunda reunião, esta enfermeira leu a transcrição e, depois de lhe ter sido lida, chorou e disse que não tinha mudado muito e que estava a pensar na possibilidade de deixar a organização e criar a sua própria unidade de cuidados de saúde.

2. 'Um ambiente que não é propício à aprendizagem'

Partilho estes exemplos a partir da posição de ter aquilo a que Bernstein (1983) chama "conhecimento de base", o meu conhecimento de enfermagem em ambientes de internamento foi algo que me permitiu ter alguma compreensão do que foi dito. Ganhei compreensão através da luta laboriosa de seguir e voltar às transcrições de uma forma que se pode chamar viver com as transcrições. Estes extractos de transcrição que se seguem são considerados como blocos de construção da minha compreensão, que descobri através da leitura e releitura das partes e do todo. Também através do rastreio contínuo dos pormenores locais mais locais, de modo a obter uma visão global, de forma a trazer para primeiro plano as lutas enfrentadas pelos enfermeiros psiquiátricos que trabalham em ambientes tão complexos. Neste ponto, estou a ligar-me ao que Senge (1999) sugere que devemos ter em atenção. Ele sugere que a razão pela qual as novas formas de fazer e compreender as práticas falham é o facto de entrarem em conflito com as imagens internas profundamente enraizadas de como as coisas funcionam na organização. Segundo ele, estas imagens limitam-nos a formas familiares de perceção e ação. Sugere ainda que os nossos modelos mentais informam não só a forma como fazemos a nossa perceção, mas também a forma como agimos.

Ao refletir sobre o que significaria ter uma organização propícia à aprendizagem, estabeleci ligações com as possibilidades de ter uma combinação de competências específicas em termos de pessoal de enfermagem experiente e menos experiente que corresponda às necessidades dos doentes, uma vez que é crucial ter esta combinação de competências no centro da prestação de cuidados e onde os cuidados prestados aos doentes sejam de alto nível e onde os cuidados possam ser medidos pelos processos de admissão e readmissão. Caramanica e Roy (2004) sugerem que é de grande importância ter alguém com uma posição de liderança clínica em cada unidade, onde o seu conhecimento especializado servirá para ajudar o pessoal clínico à cabeceira, de modo a que tanto os enfermeiros experientes como os inexperientes possam crescer profissional e pessoalmente no seu papel de prestadores diretos de cuidados aos doentes.

Benner (1989) convida-nos a pensar no ambiente de enfermagem como um ambiente que tem a primazia dos cuidados em primeiro plano. Benner convida-nos a refletir sobre a capacidade de estarmos presentes em nós próprios, de estarmos confiantes nos nossos conhecimentos e competências quando prestamos cuidados aos/com os doentes, de uma forma que reconhece a nossa humanidade partilhada. Isto, segundo ela, é o que constitui a base de grande parte da nossa enfermagem como prática de cuidados. Arnold, Dean e Munday (2004) sugerem que nós, enquanto enfermeiros, não devemos centrar a nossa aprendizagem apenas na prática, mas devemos também ter em primeiro plano o pensamento e as competências de resolução de problemas que constituem a base dos quadros teóricos para as práticas. O meu entendimento destas sugestões é que os enfermeiros devem alargar os seus conhecimentos para serem capazes de se envolverem consigo próprios, com os doentes e com a sua organização a um nível macro, o que pode ser conseguido através do processo de prática reflexiva e de diálogo. Para tal, os enfermeiros devem ter uma capacidade de recursos humanos para a prestação de cuidados, que terá em si a capacidade de encontrar outras possibilidades que já existem, mas que não tinham sido notadas ou aproveitadas antes. Por exemplo, alargar os seus recursos actuais através da realização de trabalhos de grupo com os doentes, em que é necessário um menor número de enfermeiros. Outro exemplo poderia ser o de convidar os doentes a encontrarem os seus próprios recursos, de modo a que nem todas as intervenções sejam efectuadas pelos enfermeiros.

Utilizarei exemplos de cinco enfermeiros psiquiátricos que partilharam comigo os seus pontos de vista e experiências sobre o significado de uma organização para eles. Estabelecerei ligações entre a prática e a teoria.

Seguem-se dois exemplos (números 7 e 8) em que os enfermeiros partilharam as suas opiniões sobre o ambiente da enfermaria de internamento.

(Episódio Número 7) A enfermeira 12 está qualificada há dezoito anos e trabalhou em várias enfermarias de saúde mental aguda. Tem uma vasta experiência em cuidados de enfermagem e passou por muitas mudanças de gestão durante a sua carreira de enfermeira. Na altura da entrevista, desempenhava as funções de enfermeira gestora da enfermaria:

> "Mas, nessa altura, os padrões baixam, porque não se pode cortar nos cantos à segurança dos doentes. Por isso, há que cortar noutros pormenores e isso tem sempre impacto nos padrões que se fornecem e, depois, a qualidade de vida é realmente afetada, porque se vai à casa de banho tarde, porque se deixa para o último minuto possível. Estamos a empurrar a comida enquanto estamos em movimento, estamos a fazer as nossas notas de cuidados e estamos a almoçar ao mesmo tempo porque não fazemos pausas; tudo isto não é propício a um ambiente de aprendizagem. Sabe-se que se deve fazer alguma coisa e há muitas vezes em que penso: "Ah, os médicos disseram qualquer coisa e o que eu costumava fazer era perguntar o que é que isso quer dizer, ou vou procurar, mas agora isso vai descendo, vai descendo na lista de prioridades, porque podemos funcionar sem o saber, mas é insatisfatório quando não aumentamos os nossos conhecimentos. E é difícil porque quase parece irrealista dizer que é isto que precisa de acontecer. Porque é quase um mundo de fantasia, em que o ideal deveria ser assim, mas a realidade é que é bastante desanimador, porque, por um lado, estamos a tentar melhorar os padrões com o inquérito aos doentes internados, estamos a tentar fazer coisas com as enfermarias produtivas para melhorar as coisas, porque sabemos que os padrões têm vindo a descer, mas, realisticamente, como é que se cria mais tempo, se estamos a andar cada vez mais depressa, como é que se cria tempo para a aprendizagem?
>
> O pessoal é outra questão que dificulta a aprendizagem nas enfermarias, por isso todas estas coisas também têm impacto e é preciso arranjar pessoal, porque isso é uma prioridade, porque não se pode deixar o turno seguinte com falta de pessoal, porque é nessa altura que os incidentes acontecem. Para mim, quando se tem estes empregos, é normal que as pessoas digam que é preciso estabelecer prioridades e que não se pode fazer tudo, mas há tantas coisas que têm de ser feitas, que o que se faz é andar cada vez mais depressa e, claro, tem de se começar a cortar caminho, mas tem de se conseguir cortar caminho de forma segura"

Nas minhas reflexões sobre este exemplo, comecei a pensar na minha própria prática e nas expectativas que tinha em relação a mim própria, bem como em relação aos enfermeiros. Comecei a olhar para as minhas práticas e a ver o ambiente de uma forma muito diferente. Reparei que me tinha reposicionado e continuei a pensar como seria para mim trabalhar como enfermeira num turno dentro deste ambiente, tal como reparei que, como gestora, a gestão dentro de uma organização também me tinha reposicionado para pensar estrategicamente. Comecei a rever o que defendia e que, em primeiro lugar, me tinha despertado a paixão de investigar a opinião dos enfermeiros psiquiátricos sobre o que cria um ambiente de aprendizagem clínica. Vi o ambiente clínico como estando ligado à minha prática, em vez de desligado, e como um campo de jogo para a investigação. Comecei a questionar-me e a ser curiosa comigo própria sobre a forma de praticar de forma diferente e vi o ambiente clínico como uma forma de fazer práticas de conhecimento em oposição à prática de conhecimento (Shotter, 2005a). Em vez de pensarmos que já sabemos o que é necessário para os doentes, começamos a dialogar com os doentes sobre o que eles consideram ser as suas necessidades e sobre a forma como nós (doentes e enfermeiros) trabalhamos em conjunto para satisfazer as suas necessidades. Também começamos a criar um fórum para fazer perguntas sobre a utilidade do questionário para doentes internados, que é um conjunto de perguntas definido pela organização para medir a forma como os doentes sentem que a qualidade dos seus cuidados na enfermaria tem sido e o que pode ajudar a tornar a sua admissão nas enfermarias uma boa experiência para eles e, em conjunto com a equipa de gestão e os doentes, criar um caminho conjunto. Começamos a analisar as possibilidades de abrandar a atuação nas situações e a encorajar os doentes a tomarem a iniciativa do início do seu processo de recuperação. Em relação ao exemplo anterior, em que a enfermeira diz que os padrões baixam e o pessoal corta caminho, trabalhando com a ideia de Shotters de compromissos de "withness" em oposição a "aboutness", seria possível um trabalho mais frutuoso, uma vez que isso abriria o diálogo sobre a forma de avançar. A necessidade de criar espaços ou arenas reflexivas onde os enfermeiros se possam reunir, mesmo que em número limitado, para refletir sobre as suas práticas é uma constatação importante que tem de ser filtrada para os hospitais, de modo a que os padrões de aprendizagem e de prestação de cuidados possam ser melhorados. A necessidade de supervisão, tanto formal como informal, seria uma forma de introduzir a teoria de um modo que desse sentido aos cuidados prestados pelos enfermeiros. Ao refletir sobre a ideia de Silverman, (2000) Potter, (1998) e Willig, (2001) sobre o sentido das palavras e o que estas palavras estão a fazer; estas palavras realçaram para mim as muitas possibilidades de trabalhar com os enfermeiros de uma forma mais interligada, em que a prática e a teoria pudessem ser entrelaçadas de modo a envolverem-se na razão pela qual é importante ter espaços reflexivos. Acredito que isto tem a possibilidade de mudar as práticas e criar aprendizagem.

Reflecti também sobre as ideias de Benner (1984) sobre a transição do profissional principiante para o competente, onde ela afirma que os problemas mais difíceis de resolver requerem um conjunto de capacidades, nomeadamente capacidades perceptivas, raciocínio concetual e a capacidade de estar empenhado e atento na prestação de cuidados. Uma reflexão que fiz sobre as ideias de Benner foi que, ao seguir as transcrições das entrevistas, reparei que esta enfermeira tinha muitas capacidades e que, apesar da falta de recursos, ela e os seus colegas conseguiram prestar cuidados suficientemente seguros, pois repararam no que era importante ter em atenção ao prestarem cuidados nesta unidade de internamento psiquiátrico. Eu descreveria esta enfermeira como uma profissional competente, alguém capaz de ver o que a situação exige e de atuar dentro dela, percebendo o que é necessário para a melhorar e esforçando-se por o fazer, tal como ela descreveu o difícil ambiente clínico de trabalho e aprendizagem quando disse

> "Mas há tantas coisas que têm de ser feitas, que o que se faz é andar cada vez mais depressa e, claro, temos de começar a cortar nos cantos, mas temos de ser capazes de cortar nos cantos que são seguros". Outra reflexão que tive ao pensar no exemplo acima referido foi a do profissional competente, em que esta enfermeira tinha muitas histórias sobre o que é um ambiente de aprendizagem, algumas das quais podem estar relacionadas com a sua experiência passada como enfermeira noutras enfermarias menos caóticas ou com a sua própria experiência do que significa aprender ao prestar e receber cuidados. Estas histórias estavam entrelaçadas e nem sempre pareciam estar ligadas. Uma história é a de ela privilegiar a natureza caótica de uma enfermaria de internamento, o que acarreta as suas próprias dificuldades em relação à forma como se pode aprender, a outra é a de que há muito a aprender quando a enfermaria é caótica, uma vez que o enfermeiro tem de prestar cuidados a vários níveis no contexto em que os cuidados são necessários, sendo

estas competências as de um profissional competente. A ideia de Benner de que o enfermeiro competente é capaz de avaliar quais são as necessidades de cuidados que, enquanto enfermeiro, deve ser capaz de estabelecer prioridades, uma vez que o enfermeiro está equipado com a experiência e as competências para o fazer, no entanto, para este enfermeiro e outros enfermeiros que participaram no inquérito de investigação, o ambiente clínico não parecia permitir que estas competências crescessem e se desenvolvessem, o que poderia resultar em "esgotamento". A enfermeira do exemplo baseava-se nos seus anos de experiência; baseava-se no seu nível de competência para gerir os cuidados prestados aos doentes na enfermaria, apesar dos constrangimentos de gestão e ambientais. Em comparação, um enfermeiro novato tem de trabalhar a partir de um manual de como as coisas/cuidados podem ser feitos, o que, pela sua natureza, tem impacto no tempo, nos cuidados e na aprendizagem, uma vez que ainda não desenvolveu as competências e capacidades para avaliar o doente de uma forma holística dentro dos recursos limitados do tempo. Houve uma série de enfermeiros que participaram no inquérito de investigação que não tinham tantos anos de experiência e que se enquadrariam no trabalho de um ponto de vista de principiante. A minha opinião é que o enfermeiro principiante deve trabalhar sempre com a orientação, o apoio e a tutoria de um enfermeiro competente, observando e praticando essas competências até sentir que as pode "dominar", melhorando assim as suas competências e prestando cuidados de elevada qualidade num contexto de tempo limitado e de recursos limitados, em que existe um elevado nível de exigência e de expetativa em relação aos enfermeiros que prestam cuidados. Penso que os gestores podem fazer algo diferente, dialogando com os enfermeiros sobre as suas competências, capacidades e necessidades, a fim de prestarem cuidados de elevada qualidade, em vez de adoptarem políticas e procedimentos que não envolvam o feedback dos enfermeiros que exercem a sua atividade nestas enfermarias. Os dias de descanso são úteis para que os gestores possam juntar-se à equipa de enfermagem para ajudar a planear o que é necessário no ambiente para co-criar espaços de aprendizagem.

Fiquei curiosa acerca da compreensão e da perceção desta enfermeira sobre o que ela pensa que pode precisar quando trabalha num ambiente tão frágil e tive em mente a utilidade de receber supervisão clínica. Perguntei à enfermeira se havia alguma coisa que fosse útil para a sua aprendizagem e para a sua prática no ambiente clínico; a sua resposta foi

> "Parece muito desanimador e negativo, mas se perguntarmos a alguém, provavelmente não dirão nada, porque parece que, bem, a moral é muito, muito baixa, as pessoas estão exaustas, alguém no outro dia virou-se e disse que não podia fazer outro turno porque estava exausto, porque quando verifiquei fiz vinte e um turnos seguidos, porque as pessoas quando têm um dia de folga alguém as chamou para trabalhar. É como no outro dia, vinte e sete pessoas no seu dia de folga, alguém as chamou para trabalhar porque não podíamos cobrir o turno"

A enfermeira prosseguiu dizendo que nem sempre tinha acesso a supervisão e que não sabia dizer qual tinha sido a última vez que teve supervisão no seu sentido formal; no entanto, tinha a possibilidade de falar com outro colega sénior sobre algumas destas questões relacionadas com a sua experiência de trabalho no ambiente clínico. Estas experiências de poder falar com outro colega sénior moldaram as suas acções na prática, uma vez que utilizou estas conversas para refletir sobre o que estava realmente a fazer no seu trabalho.

Bishop (1994; 1998) e DOH (1993) citados em Jones (2001) sugerem que a introdução da supervisão clínica pode ser útil, uma vez que pode reconhecer a necessidade de proteger a prática profissional. Sugerem que as discussões de trabalho que têm lugar na supervisão clínica oferecem um ambiente sustentado para os enfermeiros desenvolverem competências. A UKCC (1996) defende que a supervisão clínica é considerada um meio eficaz de proporcionar aprendizagem, melhorar o trabalho de enfermagem e, de um modo geral, ajudar os enfermeiros a identificar redes de apoio e a reconhecer pontos fortes e realizações. Jones (2001; 2003) sugere que a supervisão clínica tem por objetivo contribuir para a eficácia da prática de enfermagem, proporcionando tempo e espaço para refletir. Isto, sugere ele, pode ajudar os enfermeiros a considerar áreas de pontos fortes e a chamar a atenção para qualquer descuido, mas, mais importante ainda, a reconhecer a complexidade do trabalho de enfermagem.

Bishop (1994; 1998) também sugere que o aparecimento da supervisão clínica é uma questão importante na agenda da enfermagem e é um desenvolvimento excitante que oferece à profissão uma oportunidade de maximizar o seu enorme potencial, tanto a nível educacional como político. Bishop (1994,1998) também defende que a supervisão clínica deve ter objectivos como: salvaguardar os padrões da prática, desenvolver o indivíduo tanto a nível profissional como pessoal e promover a excelência nos cuidados de saúde. Norman (1997) citado em Bishop (1998) afirma que um dos quadros vitais da supervisão clínica é a existência de um modelo de supervisão que dê aos enfermeiros a oportunidade de auditar a qualidade da sua prática através da reflexão. Permite que os enfermeiros identifiquem e ultrapassem as deficiências da sua prática, encoraja uma prática baseada na investigação, o que tem como resultado a manutenção dos padrões e a minimização dos danos potenciais para o doente, o que ajuda na gestão do risco, uma vez que se dispõe de uma ferramenta que permite medir os resultados.

Holmes (2007) sugere que, com demasiada frequência, os enfermeiros são deixados a "apanhar o jeito" quando a organização organiza a forma como trabalham e que a supervisão poderia ser um fórum no qual os enfermeiros poderiam reivindicar algum espaço para a reflexão. Tendo em conta o facto de ter trabalhado nestas enfermarias em determinada altura da minha carreira de enfermagem, para que os enfermeiros cheguem a um ponto da sua prática em que a reflexão seja algo que considerem poder melhorar a sua prática, acredito que os enfermeiros precisariam de ter espaços para fazer uma pausa e pensar no que é necessário, tanto para eles próprios como para os doentes. Para que isso seja possível, as enfermarias teriam de ser mais pequenas na sua capacidade de cuidar dos doentes e uma redução do número de doentes em cada uma das enfermarias proporcionaria esse espaço tão necessário. Esta enfermeira foi deixada a "apanhar o que faltava" para se aproximar da ideia de Holmes sobre a forma como a supervisão poderia ser útil. A enfermeira teria de garantir que está a ser supervisionada, começando por descobrir quem é o seu supervisor dentro da estrutura organizacional e assumindo a responsabilidade e a obrigação de solicitar tempo para supervisão ao seu gestor. Penso que as conclusões do meu inquérito de investigação seriam úteis para os enfermeiros e para a direção destas enfermarias, uma vez que é fundamental criar espaços para os enfermeiros reflectirem e aprenderem, de modo a garantir cuidados seguros aos doentes e melhores condições de trabalho para os enfermeiros.

Adams (1996) sugere que a supervisão clínica pode ser um instrumento útil para desenvolver e manter três competências interdependentes que são cruciais para o desenvolvimento de uma prática de enfermagem eficaz e competente. Sugere que se trata principalmente (1) de integrar a teoria na prática através (2) da utilização da reflexão e do cultivo da auto-consciência. Sugere também (3) que o principal objetivo da supervisão clínica é aumentar a qualidade dos cuidados prestados aos clientes.

Veio-me à mente a metáfora da planta-aranha, uma vez que esta metáfora cria uma imagem visual do crescimento e das práticas dos enfermeiros à medida que trabalham no âmbito de um modo de prática organizacional. Comecei a pensar na aprendizagem criativa que pode ser possível, a qual poderia depois ser semeada por toda a organização em diferentes enfermarias, de modo a que a aprendizagem ocorresse e resultasse em padrões mais elevados de prestação de cuidados. As ideias de Morgan (1997a) sobre os constrangimentos e as possibilidades da metáfora foram interessantes para mim, pois reflecti sobre a utilização da planta-aranha como metáfora para processos que criam mais possibilidades do que constrangimentos.

Aqui, uma enfermeira partilha a sua experiência que traz à luz do dia algumas das preocupações que sentiu durante o seu trabalho nas enfermarias de internamento.

> **(Episódio/Exemplar Número 8) A enfermeira 15** é uma enfermeira psiquiátrica recém-formada com 6 anos de experiência de enfermagem em unidades de internamento de saúde mental aguda e este é o seu segundo emprego como enfermeira psiquiátrica a trabalhar numa unidade de internamento. Devido ao seu nível de competência e à sua paixão pela enfermagem, foi recentemente promovida a enfermeira-chefe de enfermaria, que é um cargo de enfermeira sénior, com a responsabilidade de chefiar uma equipa de enfermeiros e de ser responsável pelas enfermarias durante o serviço:
>
> "Os doentes chegam quando estão gravemente doentes e quando se comportam mal, é nessa altura que vêm ter connosco. A maior parte deles sofre de episódios de recaída e de psicoses induzidas por drogas, chegam às Urgências e essa é a primeira fase em que os vemos. Alguns deles apresentam depressão, perturbação afectiva bipolar, perturbação esquizoide afetada, são auto-agressores e suicidas. O ambiente clínico é propício, diria eu, mas por vezes torna-se atarefado, dependendo da hora a que os doentes chegam, é tudo o que posso dizer, porque por vezes os doentes chegam quando a enfermaria já está agitada e há outras coisas a acontecer. Por isso, quando os doentes chegam e há visitas à volta, torna-se muito difícil fazer malabarismos com as pessoas, e pode imaginar se chega um doente que não quer estar no hospital **em primeiro lugar, torna-se tão movimentado que torna o ambiente muito perturbador para alguns doentes, não todos, mas noutros dias bons não há qualquer problema"**

Ao refletir sobre o facto de a enfermeira 15 ter partilhado a sua opinião sobre o ambiente clínico ser propício à aprendizagem e à prestação de cuidados, fiquei curiosa, pois tínhamos reservado previamente uma área fora da enfermaria para a entrevista. No entanto, devido ao seu desejo de estar na enfermaria e à sua preocupação com o nível de pessoal disponível, decidimos mudar a entrevista para um gabinete na enfermaria. A história de que a enfermaria era propícia pareceu mudar quando começámos a falar mais sobre o ambiente. A minha sensação é que a Enfermeira 15 estava a tentar partilhar várias histórias sobre a enfermaria e as possibilidades que esta oferece, tanto para os doentes como para o pessoal. Como aqui, ela estava a reforçar que a área clínica era propícia à prestação de cuidados, no entanto, se a enfermaria ficasse ocupada, a capacidade de ter uma enfermaria propícia ficava comprometida, pois surgia o caos. Fiquei curiosa para saber o que é que permitia estas oportunidades para diferentes histórias virem à tona. Uma sensação que tive foi a de que a enfermeira estava a ter dificuldade em expressar o que realmente sentia, uma vez que tinha começado um novo papel e se sentia leal a essa posição de uma forma que estava a restringir o que queria expressar e, ao fazê-lo, estava a transmitir uma mensagem paradoxal sobre o ambiente clínico. Reflectindo sobre o assunto, ficou a sensação de que a enfermeira não sabia ao certo o que queria dizer em relação ao ambiente clínico e se este proporcionava aprendizagem aos enfermeiros.

Comecei a estabelecer ligações com uma série de conceitos teóricos que pareciam ter informado esta forma de exercer a profissão, o que permitiu contar as diferentes histórias, nomeadamente a Gestão Coordenada do Significado (CMM) (Cronen e Pearce, 1980), em torno das histórias vividas e das histórias contadas, e também em torno das ideias de contexto que criam significado. Uma história de que tomei consciência foi a de que a minha história vivida e contada é a de que também sou um gestor e que a segurança do pessoal e dos doentes é uma história partilhada pelos meus colegas sobre o que defendo e represento.

O diagrama CMM abaixo mostra a minha exploração dos diferentes níveis de contexto que podem ter informado a resposta da enfermeira durante a nossa conversa.

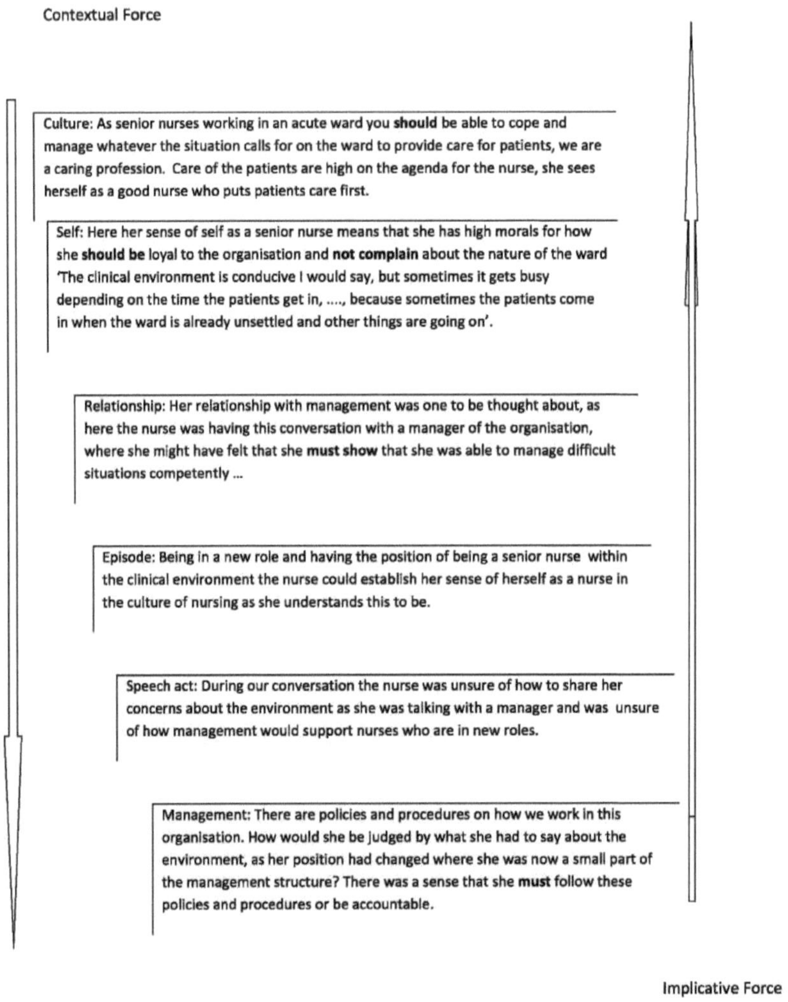

Contextual Force

Culture: As senior nurses working in an acute ward you **should** be able to cope and manage whatever the situation calls for on the ward to provide care for patients, we are a caring profession. Care of the patients are high on the agenda for the nurse, she sees herself as a good nurse who puts patients care first.

Self: Here her sense of self as a senior nurse means that she has high morals for how she **should be** loyal to the organisation and **not complain** about the nature of the ward 'The clinical environment is conducive I would say, but sometimes it gets busy depending on the time the patients get in, ..., because sometimes the patients come in when the ward is already unsettled and other things are going on'.

Relationship: Her relationship with management was one to be thought about, as here the nurse was having this conversation with a manager of the organisation, where she might have felt that she **must show** that she was able to manage difficult situations competently ...

Episode: Being in a new role and having the position of being a senior nurse within the clinical environment the nurse could establish her sense of herself as a nurse in the culture of nursing as she understands this to be.

Speech act: During our conversation the nurse was unsure of how to share her concerns about the environment as she was talking with a manager and was unsure of how management would support nurses who are in new roles.

Management: There are policies and procedures on how we work in this organisation. How would she be judged by what she had to say about the environment, as her position had changed where she was now a small part of the management structure? There was a sense that she **must** follow these policies and procedures or be accountable.

Implicative Force

Figura 8.3 Níveis de contexto da CMM
Adaptado de Pearce (1994, p. 347)

Perguntei-me que influência é que isto poderia ter tido na forma como falámos juntos durante a entrevista, uma vez que eu era uma investigadora interna/externa e intermédia.

> Quando o Enfermeiro 15 disse: "pode imaginar que, se um doente que não quer estar no hospital entra, o hospital fica tão ocupado que o ambiente se torna muito perturbador para alguns doentes",

Comecei a pensar aqui em duas histórias, uma que dizia que este ambiente é ótimo e outra que dizia que este ambiente é frágil e pode tornar-se muito instável com o mínimo de mudanças a ocorrer em qualquer altura.

Aqui, a enfermeira 15 partilhava a importância de ter espaço num ambiente que pode tornar-se volátil quando limitado pelo espaço. Ao ouvir os seus comentários, comecei a refletir sobre a ideia da importância de ter um espaço protegido da natureza agitada de uma enfermaria psiquiátrica aguda, onde as reflexões e a aprendizagem são mais susceptíveis de acontecer. Cooke e Matarasso (2005) sugerem que é muito importante dispor de um espaço para a prática reflexiva em enfermagem, uma vez que esta tem demonstrado melhorar a satisfação tanto do doente como do papel dos enfermeiros. Cooke e Matarasso (2005) também sugeriram que estas reflexões devem ser feitas a partir de situações clínicas reais para que haja uma aprendizagem significativa. Holmes (2007) explorou ainda mais este conceito, convidando-nos a refletir sobre a importância de receber supervisão, uma vez que esta ajuda no processo de reflexão sobre as práticas e cria mudanças nos pontos de vista e na abordagem à prestação de cuidados. Slimmer, Wendt e Martinkus (1990) convidam-nos a considerar a área clínica como um ambiente de aprendizagem para os estudantes de enfermagem. Falaram ainda da importância destes ambientes, uma vez que os estudantes de enfermagem dependem da sua experiência de estar nestas enfermarias para os ajudar a desfazer alguns dos preconceitos negativos resultantes da falta de contacto suficiente com clientes doentes mentais, o que causa dificuldades na compreensão do papel dos enfermeiros psiquiátricos quando trabalham com tais complexidades, o que por sua vez diminui a quantidade de enfermeiros com conhecimentos especializados para trabalhar em áreas de prestação de cuidados tão desafiantes, o que cria escassez de enfermeiros psiquiátricos, aumentando assim as dificuldades de não ter espaços para refletir sobre as suas práticas.

Aqui os enfermeiros falaram sobre 'Como posso aprender quando não há aprendizagem para experimentar[1]

Passo agora a referir um exemplo das minhas entrevistas com uma das enfermeiras que ilustra outra preocupação:

> **(Episódio /Exemplar nº 9) Cherrie:** E notou alguma mudança nos enfermeiros depois de um incidente desagradável, ou esses incidentes desagradáveis repetem-se? Ou acha que, depois de esses incidentes terem acontecido, as pessoas aprendem com eles e continuam a prestar cuidados de uma forma diferente, ou o que é que acontece .... ?
>
> **Enfermeira 8:** Bem, só posso generalizar porque não existe uma forma sistemática de gerir os incidentes desagradáveis. Penso que é diferente com cada incidente, mas quando os registos das pessoas podem ser comprometidos, parece haver mais apoio e mais ênfase na necessidade de fazer as coisas de forma diferente, mas, por vezes, o volume de incidentes que nos chegam é demasiado rápido para que possamos recuar e fazer mais trabalho de reflexão e depois partilhar quaisquer resultados que tenham sido identificados ou temas.
>
> **Cherrie:** Tem alguma ideia sobre a forma de lidar com isso?
>
> **Enfermeiro 8:** Como é que isso pode ser resolvido? Bem, eu esperava que os diretores clínicos e o responsável pela segurança estivessem mais envolvidos na análise dos incidentes, como uma espécie de pessoas que estão afastadas das enfermarias, por isso, assim que os formulários de incidentes forem preenchidos e levados para registo, eles poderão retirar e utilizar os seus níveis de experiência, bem como ser capazes de identificar quaisquer temas definidos que possam ser registados e os pacotes de formação serem adaptados para responder a essas questões, porque algumas coisas acontecem em ciclos em diferentes enfermarias e, na verdade, eu acho que o meu tempo como diretor de uma enfermaria é bastante apertado. Não tenho tempo suficiente para me sentar e analisar estes incidentes e extrair essas partes.

Cherrie: Há certos tipos de incidentes que acontecem diariamente na enfermaria?

Enfermeiro 8: Quando estava na enfermaria (B), estou agora na enfermaria (C) porque estava a sofrer de esgotamento. O que mais me preocupava eram os níveis de agressões ao pessoal e, na verdade, não aconteceu nada em termos de trabalho de correção para ver como apoiar o pessoal ou como evitar a frequência de incidentes e agressões ao pessoal e, na verdade, penso que, psicologicamente, as pessoas se sentem desvalorizadas porque se espera que entrem todos os dias num ambiente com um potencial de agressão muito elevado. Depois de sermos agredidos, as baixas por doença não são assim tão boas neste hospital. Mas existe a expetativa de que se apareça, porque as pessoas não se podem dar ao luxo de estar de baixa durante muito tempo.

Cherrie: Então eles não aparecem bem?

Enfermeira 8: Sim, sim, e o ciclo continua.

Uma reflexão que tive aqui foi que a aprendizagem ocorre quando o evento pára e se começa a transformar essa experiência passada num evento de aprendizagem, uma vez que esta enfermeira reconheceu a necessidade de aprender com os incidentes passados. No entanto, a sua ideia de que a gestão clínica e os responsáveis pela segurança deveriam assumir a responsabilidade pela criação da aprendizagem, uma vez que estava demasiado ocupada para explorar os incidentes ocorridos na enfermaria que gere, foi algo que me deixou curioso. Comecei a pensar nas estruturas da organização e no que poderia ter levado esta enfermeira a pensar que só os quadros superiores podem ou são responsáveis pela criação de aprendizagem nas áreas clínicas.

Benner (1984) sugere que os enfermeiros devem ser capazes de gerir e prevenir as crises. A minha sensação foi a de que esta enfermeira sentia que precisava de orientação de alguém com autoridade numa posição sénior para a ajudar nos seus processos de pensamento e aprendizagem quando se vê confrontada com decisões difíceis na sua prática. Benner (1984) argumenta que, uma vez que a enfermeira passa a maior parte do seu trabalho à cabeceira do doente, e uma vez que a enfermeira é responsável pela avaliação, planeamento e implementação de cuidados para/com o doente, então é da sua responsabilidade gerir mudanças rápidas na situação do doente. Assim, fiquei curiosa quanto ao modelo mental da organização que parece ter levado a enfermeira a pensar que esta responsabilidade não lhe cabe a ela, mas sim aos clínicos superiores. Também fiquei curiosa sobre a forma como a organização trata os enfermeiros, na medida em que parece não haver medidas para que os enfermeiros tenham tempo e espaço para supervisão ou para refletir sobre a sua prática. O hospital parece estar a funcionar de tal forma que ninguém é responsável pelos enfermeiros, pelos cuidados e pelo bem-estar geral de todos até que ocorra um incidente grave e, nessa altura, os enfermeiros serão julgados como profissionais responsáveis pelos cuidados e pelo bem-estar dos doentes ao seu cuidado, bem como de outros enfermeiros a quem devem liderar. Senge (1999) sugere que os gestores têm de aprender a refletir sobre os seus modelos mentais actuais e, até que os pressupostos prevalecentes sejam revelados, não há razão para esperar que os modelos mentais mudem. Para se associarem à sugestão de Senge, os enfermeiros terão de exprimir de forma clara as suas preocupações com o ambiente clínico, para que possam ocorrer mudanças à medida que os modelos mentais são explorados e postos em causa.

Benner (1984) também defende que o enfermeiro especialista deve atuar tendo em vista o futuro. Reflectindo sobre o assunto, fiquei curiosa em saber se a organização organizou a enfermeira de modo a que ela não sentisse que tinha os conhecimentos especializados para oferecer. Fiquei curiosa em saber se a enfermeira terá tido outras ocasiões em que vivenciou incidentes, em que conhecia os antecedentes do doente, o seu risco, a sua história, e também se terá cuidado de outros doentes que se tornaram indispostos e agressivos, em que foi capaz de gerir os incidentes, uma vez que teria sido capaz de antecipar o próximo incidente possível, podendo assim recorrer às suas próprias experiências para a ajudar na tomada de decisões quando confrontada com tais incidentes. Fiquei também curiosa quanto às muitas possibilidades de a enfermeira poder recorrer a estas experiências para ajudar a criar aprendizagem nas enfermarias de internamento.

A UKCC (1992), citada em Bishop (1998), sugere que existe uma procura de enfermeiros qualificados que sejam inovadores, desenvolvam novas competências, sejam responsáveis pelas suas acções e actualizem constantemente os seus conhecimentos. As diretrizes da UKCC (1992) sobre a responsabilidade profissional afirmam que os enfermeiros devem "agir de forma a promover e salvaguardar os interesses e o bem-estar dos doentes e clientes, manter e melhorar os conhecimentos e as competências profissionais".

Quando a enfermeira (8) falou sobre o seu sentimento de "esgotamento", fiquei curiosa quanto às possibilidades que este facto poderia ter proporcionado para uma exploração futura que, após reflexão, não explorei. Fiquei curiosa sobre o que estava a acontecer comigo na minha prática que impediu a exploração do significado de "esgotamento" para esta enfermeira. As ideias de Shorter (2005a) sobre o pensamento de *"withness"* e *"aboutness"* são um conceito teórico sobre o qual reflecti, uma vez que, naquele momento da conversa, estava a pensar "aboutness" e, por isso, não me relacionei com a história da enfermeira sobre o que significava para ela o esgotamento em termos da sua aprendizagem e da sua capacidade de criar espaços de aprendizagem nas enfermarias de internamento. Também me relacionei com as ideias de Shotter (2008) sobre as "dificuldades da vontade" como sendo melhor descritas como "dificuldades de orientação ou dificuldades relacionais", em que precisamos de explorar como podemos encontrar um estilo ou abordagem para nos relacionarmos com os outros e com as alteridades de que nos tornamos parte. Ao perder o foco nas experiências vividas pela enfermeira, deixei de explorar as condições que levaram ao seu sentimento de "burnout". Também a afastei dos seus próprios sentimentos e convidei-a a entrar naquilo a que Shotter chama "aboutness talk" em vez de "withness talk".

Reflectindo sobre o assunto, reparei que eu próprio me tinha virado para o discurso de resolução de problemas em vez de explorar outras possibilidades. Penso que isto se deveu ao facto de eu ser uma gestora e de ter entrado no processo de resolução de problemas, colocando cavilhas redondas em buracos redondos e cavilhas quadradas em buracos quadrados. Sendo eu uma pessoa de dentro e de fora da organização onde estava a investigar, tinha essa familiaridade vivida com os enfermeiros, o que poderia ter tido um impacto na minha capacidade de me desconcentrar com os sentimentos de "burnout" dos enfermeiros. Ser capaz de refletir constantemente sobre a minha posição como investigadora ajudou-me a compreender os pressupostos assumidos como certos que podem limitar a minha capacidade de permanecer curiosa e de sondar mais profundamente a compreensão dos enfermeiros sobre o que as minhas questões de investigação significavam para eles e sobre a forma como compreendiam e partilhavam os seus próprios pontos de vista e experiências sobre o que cria aprendizagem nestas várias enfermarias de internamento. Asselin (2003) sugere que, quando fazemos investigação no nosso próprio contexto, nós, enquanto investigadores, temos de nos proteger continuamente contra a confusão de papéis.

"Ao orientar as enfermeiras, não tenho voz, as minhas palavras não são ouvidas

Para explorar a forma como os enfermeiros psiquiátricos aprendem e se relacionam com o ambiente da enfermaria e com os cuidados prestados aos doentes quando se sentem organizados pelas formas de trabalho da organização, que consideram mecânicas nas suas formas de relacionamento, utilizarei exemplos de dois enfermeiros psiquiátricos que partilharam os seus pontos de vista e experiências.

> **(Episódio /Exemplar n.º 10) ENFERMEIRA 15:** Quando a enfermaria está muito ocupada, o enfermeiro estagiário tem de se desenrascar e fazer tudo sozinho, mas quando não é assim, às vezes dizemos que se eu tiver um estudante e a enfermaria estiver muito ocupada e tudo estiver caótico, às vezes esquecemo-nos de o trazer e dizer, Porque queremos pôr o doente em segurança e porque queremos fazer as coisas, estamos em piloto automático e fazemos as coisas que faríamos normalmente, e depois pensamos: "Devia ter pedido ao estudante para vir comigo, estamos tão entusiasmados e, ao mesmo tempo, temos de ter alguém lá quando estão a acontecer tantas coisas, Por isso, às vezes, basta dizer-lhes que esta é uma oportunidade de aprendizagem, eu digo apenas para observarem, não vos vou pedir para fazerem nada, observem de onde quer que estejam e falaremos sobre isso mais tarde, É mais fácil assim, porque para os trazermos para bordo, uma vez que estão ansiosos, não sabem o que estão a fazer, mas há muitas oportunidades de aprendizagem para os enfermeiros em formação e para nós também, quando a enfermaria está, sabe, quando somos confrontados com situações como essa, sim.

Reflectindo sobre o assunto, fiquei curiosa em relação à voz da enfermeira 15 quando falou sobre "a enfermaria está ocupada" e como é que a aprendizagem pode ter lugar quando "está tudo caótico". No entanto, a enfermeira foi capaz de referir que era possível aprender e ensinar, o que poderia ser descrito como não sendo no sentido tradicional de aprendizagem numa sala de aula ou numa enfermaria tranquila. A enfermeira continuou a descrever o ambiente clínico, dizendo: "estamos tão excitados que, ao mesmo tempo, ter alguém presente quando estão a acontecer tantas coisas, eu digo para observarem, não vos vou pedir para fazerem nada, observem de onde quer que estejam e falaremos sobre isso mais tarde". Salientou que, apesar do ambiente atarefado da enfermaria, era possível aprender: "mas há muitas oportunidades de aprendizagem para os enfermeiros em formação e para nós também, quando a enfermaria está, sabe, quando somos confrontados com situações como essa, sim".

Fiquei curiosa acerca da capacidade da enfermeira para ensinar um modo de prática que se baseava na observação e não no input direto, uma vez que a situação descrita pela enfermeira suscitava uma aprendizagem através da observação. Bernstein (1983) apresentou uma ideia que trazia para a ribalta um tipo de comunidade dialógica em que todos são livres de participar num diálogo através do qual continuam a alimentar um tipo de comunidade dialógica/comunidades co-criadas em que as práticas podem ser desenvolvidas e melhoradas. Enquanto enfermeira de saúde mental, a minha experiência diz-me que a observação é uma parte essencial da aprendizagem, pois permite observar como o seu mentor gere situações difíceis, quer através do diálogo com os doentes, quer através do diálogo e de uma intervenção física que possa ser necessária. Nos episódios que se seguem, uma enfermeira partilhou a sua experiência sobre a forma como as atitudes do pessoal podem fazer com que os outros funcionários se sintam intimidados. Ela também foi capaz de pensar em possibilidades que fariam uma diferença importante para os enfermeiros.

(Episódio/Exemplar Número 11) A ENFERMEIRA 14 é uma enfermeira psiquiátrica não qualificada, sendo que outro termo para o seu papel é assistente de cuidados de saúde (HCA). Iniciou a sua carreira de enfermeira há três anos e estava também a estudar para se tornar enfermeira qualificada. Trabalha nas enfermarias de doentes mentais agudos há três anos:

> "O que me apercebi que me prejudicou e afectou a minha aprendizagem no ambiente do meu trabalho atual na enfermaria foi, em primeiro lugar, a falta de pessoal, uma vez que, na maior parte das vezes, não temos pessoal suficiente na enfermaria e, como resultado de não termos pessoal suficiente, temos tendência a fazer mais do que devíamos ou a fazer o que não devíamos fazer nesse dia em particular. Achei que isso foi realmente algo que prejudicou a minha aprendizagem e também a atitude do pessoal pode subjugar a nossa, digamos que talvez o que aprendemos e queremos praticar, digamos que a personalidade ou a atitude de algum pessoal... (pausa)... sim, (risos) .... Na minha opinião, acho que a atitude de algum pessoal não é muito útil na enfermaria, ao ponto de estar sempre a dizer a mim próprio que não acho que vá trabalhar na enfermaria durante muito tempo; vou fazer outra coisa. Não é que eu não queira fazer parte de uma equipa, mas onde eu possa ser autónomo. Na maior parte do tempo, tendemos a ser subjugados na enfermaria, talvez por todas as competências que adquirimos noutros locais, as competências que aprendemos e sabemos que somos bons nesta área, por isso alguns funcionários, quando digo que tendem a impedir o nosso progresso ou o nosso, talvez não esteja a usar a terminologia correta, mas tendem a subjugar-nos de tal forma que não conseguimos realmente dar o melhor de nós e tornamo-nos complacentes e tendemos a dizer "bem, tanto faz". O que seria diferente seria um ambiente em que toda a gente não tivesse medo de contribuir com o pouco que sabe ou um ambiente propício para se abrir aos membros da sua equipa e ser livre, ser você mesmo e não ser o que os outros querem que seja"

Aqui, esta enfermeira pôde refletir sobre o que considera serem possibilidades de aprendizagem dentro do ambiente clínico que não lhe estavam prontamente disponíveis, uma vez que partilhou as suas experiências de não ter sido orientada da forma que gostaria de ter sido, de modo a que o ambiente se tornasse um local de aprendizagem para ela. Bernstein (1983) sugere que devemos encontrar os recursos dentro do nosso próprio horizonte, que devemos procurar as experiências que nos permitem compreender o que nos rodeia; isto, sugere ele, é o que traz para o primeiro plano a nossa compreensão de como formamos práticas de aprendizagem. Outra ideia de Bernstein (1983) com a qual me relacionei aqui foi a de que devemos manter um diálogo contínuo uns com os outros. Este diálogo, sugere ele, fornece o contexto e os blocos de construção para a aprendizagem, em que podemos seguir o caminho entre o mais local dos pormenores locais e a mais global das formas globais de relacionamento, de modo a podermos visualizar a aprendizagem. Neste caso, esta enfermeira não foi capaz de ter estas conversas no ambiente clínico, o que, como ela diz, a fez questionar se trabalhar no ambiente clínico da enfermaria era algo que ela sentia que queria fazer. O seu nível de conhecimentos e experiência não se enquadrava na tarefa que parecia esperar-se que ela realizasse ou completasse. No entanto, com a sua própria perceção e observação, foi capaz de dizer na entrevista qual era a sua opinião sobre o que era necessário para criar um ambiente de aprendizagem clínica:

> "O que seria diferente seria um ambiente em que toda a gente não tivesse medo de contribuir com o pouco que sabe ou um ambiente propício para se abrir aos membros da sua equipa e ser livre e ser você mesmo e não ser o que os outros querem que seja".

"Aprender na organização, fazer sentido, juntar os fragmentos

Depois de refletir sobre os exemplos de duas enfermeiras psiquiátricas que partilharam os seus pontos de vista e experiências da sua aprendizagem no ambiente clínico, vou agora utilizar estes exemplos na construção de um todo de ligação a partir do qual posso extrair temas que iluminarão o sentido da aprendizagem no ambiente clínico. Durante este percurso, prestarei atenção às ideias do construcionismo social e da análise do discurso, como forma de extrair as regras e os rituais, os temas, as linhas de semelhança ou de diferença, à medida que partilho estas histórias das enfermeiras, que realçam as complexidades que estas experiências trazem para a ribalta, os pontos de vista e as experiências de trabalho dentro das regras de uma organização da prática. Também partilharei com o leitor a forma como estas experiências alteraram a minha própria prática, bem como a de alguns dos enfermeiros psiquiátricos que dirijo. Neste ponto, gostaria também de chamar a atenção do leitor para aquilo a que chamaria "práticas vivas", a minha experiência de leitura das transcrições, bem como para as reacções dos enfermeiros ao ouvirem a leitura das suas histórias/visões e para o que acontece quando as lemos a partir da posição do "eu" (Shotter, 2009).

As minhas reflexões evidenciaram-me as várias necessidades de me orientar para as áreas clínicas de internamento e de aprofundar a minha própria aprendizagem, bem como a dos enfermeiros que partilharam comigo os seus pontos de vista e experiências. Uma das minhas reflexões foi a da enfermeira 13, enfermeira psiquiátrica qualificada, com cinco anos de experiência de trabalho em unidades de internamento de agudos. Este é o seu primeiro emprego desde que se qualificou. No exemplo que se segue, ela disse

> "os doentes que precisam de mais tempo, sabe, quando um doente chega à enfermaria está muito mal, tenta-se orientá-lo para a enfermaria, mas há mais do que apenas orientá-lo para a enfermaria". Penso que há mais coisas que devem ser feitas depois disso"

A minha curiosidade era saber como é que podemos estabelecer diálogos dentro das áreas clínicas para convidar os outros a participarem numa forma de prática que melhore a qualidade dos cuidados que prestamos aos doentes internados nas nossas enfermarias? Reflectindo, pensei na aprendizagem dialógica, em que os novos significados e a compreensão são vistos como emergindo através do diálogo com os outros, lembrando-nos que o conhecimento é sempre provisório e que a nova informação é entendida como uma forma de repetir a revisão do julgamento de forma criativa. A minha intenção era explorar com os enfermeiros vislumbres de experiências de aprendizagem promissoras, uma vez que as opiniões de quase todos os enfermeiros reflectiam a sensação de que o ambiente clínico se tinha tornado um local muito difícil para criar espaços de aprendizagem, o que dificultava, se não impossibilitava, a aprendizagem para eles. A transcrição que se segue traz à luz do dia alguns dos vislumbres de esperança de aprendizagem que podem ser fomentados e desenvolvidos no contexto das enfermarias de internamento.

(Episódio /Exemplar Número 12) Enfermeira (13)

"Em termos de experiência, sinto que ganhei bastante com a minha atividade de enfermagem nas enfermarias"

Fiquei impressionada com este facto, pois comecei a refletir sobre o significado de as enfermarias de internamento terem algo para oferecer à enfermeira que fosse útil para a ajudar a desenvolver as suas capacidades de prestação de cuidados. **A enfermeira (13)** também partilhou comigo a sua experiência de ter um incidente para gerir de forma segura e terapêutica, sendo esta a sua primeira experiência em que necessitava de uma competência tão profunda.

"Foi a primeira vez que me deparei com este tipo de situação, e eu estava a substituir um dos enfermeiros seniores e lembro-me que foi a forma como reagi nessa situação, porque estávamos bem, porque encontrámos a doente antes de acontecer alguma coisa e conseguimos reanimá-la, Levámo-la para a UCI e ela regressou à enfermaria dois dias depois. Quando o incidente se repetiu, cerca de dois meses mais tarde, com outro doente, foram as reflexões que fizemos sobre o primeiro incidente, sobre a forma de gerir pessoas com problemas de saúde mental, que ajudaram realmente e sobre a forma de pôr em prática intervenções que pudessem....."

Neste caso, parece que a enfermeira ficou surpreendida com o seu próprio nível de competência ao ser confrontada com uma tal complexidade na sua prática e com a sua própria capacidade de gerir esta situação como profissional competente. A enfermeira continuou a partilhar a forma como foi capaz de executar esta tarefa como profissional competente.

"Em primeiro lugar, quando se inicia o turno, planeio o que vamos fazer e pergunto aos vários enfermeiros como podemos lidar com as várias situações e atribuo e delego tarefas de acordo com a comunicação, de modo a obter feedback deles sobre o que fazer e como tomar decisões"

A enfermeira partilhou o facto de a sua capacidade de comunicar ter informado a forma como conseguiu demonstrar a sua competência. Quando lhe li a transcrição, a enfermeira pareceu ficar surpreendida e partilhou que, apesar dos sentimentos em torno das suas histórias sobre a organização dos enfermeiros, era possível aprender algo que se revelou útil. Disse que estava satisfeita por ter tido a oportunidade de ouvir a leitura das suas palavras e que os seus pontos de vista tinham adquirido um carácter diferente.

Para voltar a minha curiosidade para a **enfermeira (12),** ela partilhou os seus pontos de vista e experiências sobre a sua aprendizagem:

Disse que, com base nas suas experiências anteriores de aprendizagem e ensino, pode constatar que não tem necessariamente de ser um ambiente calmo" e prosseguiu dizendo que "seja qual for o tipo de ambiente, sejam quais forem os doentes e as suas dificuldades, o ambiente clínico pode continuar a ser uma experiência de aprendizagem"

A sua paixão pelo seu trabalho realçou o seu sentido de prestar os melhores cuidados ao doente, apesar das dificuldades com que por vezes se depara. Prosseguiu partilhando as suas preocupações sobre a forma como vivia com os seus colegas e a sua falta de compreensão sobre o motivo pelo qual a enfermagem mudou desde a sua qualificação até agora. Questiona a sua própria aprendizagem à medida que estabelece ligações com a forma como os enfermeiros exercem a sua profissão hoje em dia e qual poderá ser o fator "causal" na forma como a aprendizagem e a construção de sentido são vividas.

> Por vezes, surpreende-me, não sei se existe este desfasamento entre a minha forma de aprender e a forma de aprender deles, ou não pode ser o ensino, porque o meu ensino era péssimo quando andava na escola, por isso não pode ser isso, é a vontade de aceitar as coisas

A enfermeira (12) partilhou a sua frustração com o facto de o ambiente de prestação de cuidados se ter tornado muito diferente do que tinha vivido no passado. Além disso, os estilos de gestão mudaram e existe a expetativa de que não se deve questionar essas mudanças, mas a aprendizagem é sempre possível. Também partilhou os seus pontos de vista sobre a forma como a reflexão sobre a aprendizagem prática pode ter lugar, uma vez que se trata de uma forma de aprendizagem.

> Penso que muito tem a ver com as atitudes e com o facto de pensarem que têm qualificações e pronto, mesmo com os alunos do terceiro ano, por vezes, ouvimos a frase "eu sei tudo", por isso não preciso de estar sempre a questionar as pessoas e a fazer perguntas". É isso que me surpreende, por vezes, o facto de não serem feitas muitas perguntas. Ou fazem as coisas sem pensar, ou o que lhes é dito sem questionar, ou não questionam ou não olham para a forma como estão a trabalhar".
>
> Não sei até que ponto se trata do facto de já não estarem preocupados em aprender ou se... Não me parece que o ambiente funcione contra as pessoas, que elas tenham medo de fazer perguntas. Penso que tentamos fomentar um ambiente de aprendizagem, porque me lembro de ir para uma enfermaria onde algumas pessoas tinham demasiado medo de fazer perguntas porque se sentiam estúpidas ou eram menosprezadas ou esse tipo de coisas ou as pessoas ficavam irritadas com elas, mas aqui não é assim, sabe, estou sempre a dizer-lhes para fazerem perguntas, continuarem a perguntar, fazerem perguntas, importunarem as pessoas, perguntarem às pessoas porque estão a fazer aquilo, questionarem o que está a ser feito"

A enfermeira (12) é uma profissional com padrões muito elevados, que se esforça por compreender por que razão a organização está a funcionar desta forma. Reflectia na e sobre a sua prática e tentava perceber por que razão os outros enfermeiros não conseguiam aprender e praticar no ambiente que lhes era apresentado.

> Penso que, muitas vezes, são as atitudes do pessoal, a recetividade das pessoas à aprendizagem que, por vezes, penso que é o que importa, que infelizmente falta. Penso que estou a ser educado; quero dizer que por vezes falta muito. Penso que, por vezes, fico desanimado quando vejo começar a acontecer um incidente que poderia ser evitado se fosse tratado de forma diferente, que as competências de enfermagem entram em ação, que as pessoas pensam realmente nas suas competências de enfermagem e em como lidar com uma situação, que opções têm, como podem neutralizar esta situação, como ouvir corretamente o doente, coisas desse género.

Neste ponto, liguei-me às ideias de Andersen (1990) sobre reflexão e diálogo. Os meus pensamentos foram: que possibilidades teriam surgido para a enfermeira se ela tivesse tido a oportunidade de refletir com os seus pares? Estava curiosa para saber o que poderia ter sido co-criado se a enfermeira tivesse tido a oportunidade de refletir com os seus pares sob a forma de uma equipa de reflexão onde o diálogo fosse privilegiado, onde as reflexões fossem partilhadas com ela e com os seus colegas.

A enfermeira (12) partilhou a sua consternação com a falta de motivação dos enfermeiros seniores e com o facto de essa falta de motivação se repercutir nos enfermeiros juniores, criando assim ambientes em que a aprendizagem deixa de existir:

> "Na verdade, acho que os enfermeiros mais antigos ou mais experientes não perguntam ou questionam algo para obter uma melhor compreensão ou entender melhor. Os enfermeiros com qualificações mais recentes, estou a falar de dois ou três anos de experiência, nem sequer questionam as práticas e isso passa para os enfermeiros mais jovens, e penso que se os enfermeiros em rotação e os estudantes não virem enfermeiros qualificados a fazer perguntas, então não as farão, porque assim se cria um ambiente em que as pessoas não fazem perguntas e não questionam a prática nas enfermarias".

Quando li a transcrição da entrevista a esta enfermeira, ela pareceu-me chorosa e informou-me que não tinha mudado muita coisa desde a entrevista. Disse que, ao ouvir a leitura das suas palavras, iria fazer todos os esforços para fazer as coisas de forma diferente, para que a aprendizagem ocorresse, apesar do facto de a organização organizar a forma como trabalham como enfermeiros. Afirmou que os cuidados prestados aos doentes são o mais importante para ela.

Ao estabelecer ligações com o conceito teórico de MMC, as minhas reflexões incidiram sobre o facto de esta enfermeira ter sido capaz de partilhar os seus pontos de vista de uma forma que trouxe à luz do dia as dificuldades com que se debatia. Os temas sobre a prática que ela revelou foram que a organização estava a tentar criar uma enfermaria onde os enfermeiros não se sentiam capazes de fazer perguntas que pudessem desenvolver e melhorar a sua aprendizagem e a dos outros enfermeiros nas áreas clínicas. Além disso, os enfermeiros pareciam não ser capazes de utilizar as suas competências de enfermagem quando a ocasião exigia tais competências na gestão de incidentes na enfermaria. Outro tema era o facto de os enfermeiros se sentirem estúpidos ou menosprezados quando faziam uma pergunta nas enfermarias clínicas, o que dificultava a aprendizagem, uma vez que os enfermeiros desenvolviam sentimentos de desvalorização. Liguei-me às ideias defendidas pela MMC, que sugerem que não existe uma lógica formal que determine a forma como as histórias sobre a própria vida, uma relação particular, uma prática e vários elementos de padrões culturais podem ser entrelaçados. O MMC sugere que as ligações entre as histórias são sempre feitas em atividade situada com os outros (Cronen, 1994). Oferece uma forma particular de explorar o modo como as diferentes histórias se encaixam na vida quotidiana. Defende que existem relações hierárquicas entre as histórias. Ou seja, uma história pode servir de contexto para o desenvolvimento e extensão de outras e, nesse sentido, pode ser organizada numa ordem hierárquica. Nega que existam ordens hierárquicas naturais para as histórias e que as disposições hierárquicas possam mudar no decurso da experiência (Cronen, 1994). Ao relacionar a ideia de Cronen sobre o MMC com os exemplos acima referidos, os padrões que surgiram nos enfermeiros que se sentiram desvalorizados e desmotivados resultaram de uma relação mais ampla com a forma como a gestão aborda as questões de ética no trabalho e as histórias que são criadas numa organização sobre a forma como os cuidados devem ser prestados ou executados, o que, nos exemplos, fomenta as más práticas. Além disso, os enfermeiros esforçam-se por encontrar formas positivas de aprender e desenvolver novas práticas de cuidados, tanto para si próprios como para os doentes. A ideia da utilização da metáfora da planta-aranha de Morgan poderia oferecer aos enfermeiros, juntamente com a administração, a possibilidade de serem criativos na forma como, enquanto hospital, podem criar bolsas de aprendizagem que podem ser partilhadas por todas as enfermarias de internamento, através das possibilidades de rotação em que os enfermeiros das enfermarias trabalham com enfermeiros de outras enfermarias para partilharem boas práticas. Isto pode ser feito partilhando a forma como utilizam os espaços de reflexão nas suas enfermarias e introduzindo-os nas enfermarias para as quais estão atualmente em rotação.

No diagrama abaixo, utilizo os níveis de contexto do CMM como forma visual de partilhar a minha exploração da história da enfermeira: "Não tenho voz, a minha voz não é ouvida"

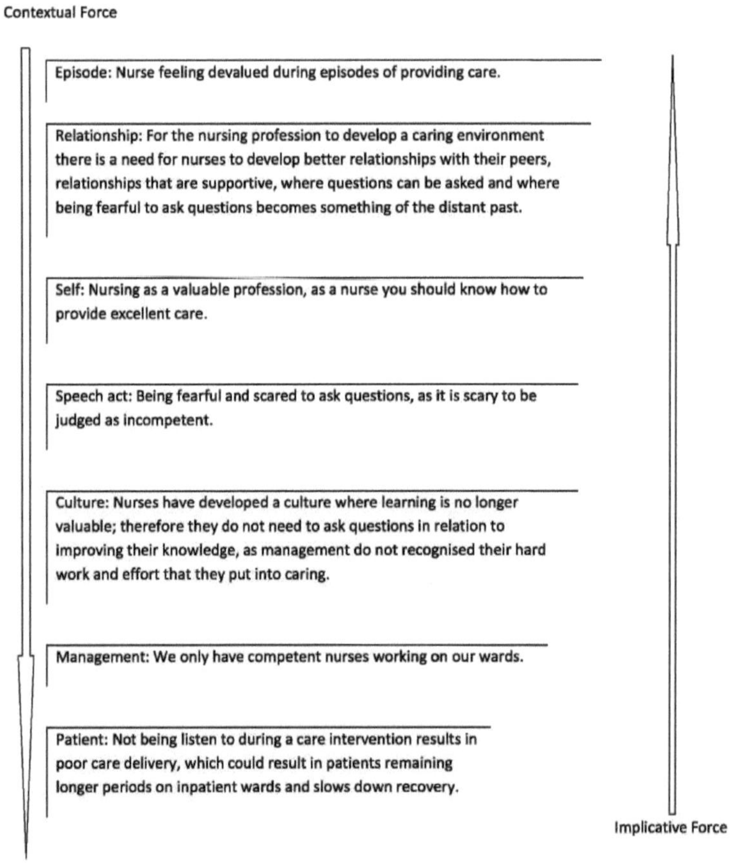

Contextual Force

Episode: Nurse feeling devalued during episodes of providing care.

Relationship: For the nursing profession to develop a caring environment there is a need for nurses to develop better relationships with their peers, relationships that are supportive, where questions can be asked and where being fearful to ask questions becomes something of the distant past.

Self: Nursing as a valuable profession, as a nurse you should know how to provide excellent care.

Speech act: Being fearful and scared to ask questions, as it is scary to be judged as incompetent.

Culture: Nurses have developed a culture where learning is no longer valuable; therefore they do not need to ask questions in relation to improving their knowledge, as management do not recognised their hard work and effort that they put into caring.

Management: We only have competent nurses working on our wards.

Patient: Not being listen to during a care intervention results in poor care delivery, which could result in patients remaining longer periods on inpatient wards and slows down recovery.

Implicative Force

Figura 8.4 Níveis de contexto da CMM

Adaptado de Pearce (1994, p. 347)

Conclusões: Durante o período em que trabalhei com enfermeiros psiquiátricos em várias enfermarias de internamento, e com a realização de entrevistas com os enfermeiros, na tentativa de colocar os seus pontos de vista em primeiro plano, consegui extrair algumas conclusões que exprimem os seus pontos de vista e experiências do seu trabalho em enfermarias de internamento psiquiátrico, e as dificuldades com a forma como se sentiam organizados pela organização, que colocava restrições às suas práticas. No entanto, estes são apenas fragmentos de um maior número de temas que podem ser extraídos das minhas entrevistas com enfermeiros que se sentiam organizados pela organização em que prestavam cuidados. No entanto, alguns enfermeiros consideraram que, apesar desta forma de trabalhar, ainda eram capazes de aprender e partilhar as suas experiências sobre a forma como a aprendizagem ainda era possível. Com uma rica tapeçaria de experiências e pontos de vista, este trabalho, evidentemente, continua inacabado. As conclusões retiradas das experiências dos enfermeiros são apresentadas em seguida. Estas conclusões serão mais exploradas durante este inquérito, uma vez que serão estabelecidas ligações com estas e outras experiências e pontos de vista dos enfermeiros psiquiátricos que trabalham em unidades de internamento.

a. No decurso das minhas entrevistas de investigação, os enfermeiros descobriram que a aprendizagem tinha ocorrido no ambiente da enfermaria, embora ainda não se tivessem apercebido disso.

b. Os enfermeiros consideraram que não tiveram uma experiência de aprendizagem que pudesse ser aplicada à sua prática, uma vez que consideraram que a organização tinha dificultado essa aprendizagem devido à forma como a organização os organizou.

c. Os enfermeiros gostariam de ter experimentado um tipo diferente de aprendizagem, 'algo'. No entanto, não sabiam ao certo de que forma ou como gostariam que fosse a experiência de aprendizagem.

d. Os enfermeiros foram capazes de praticar os cuidados de uma forma diferente, apesar de estarem inseridos numa organização que sentem ou experienciam como organizadora da sua prática, o que pode ter constrangimentos.

e. Os enfermeiros peritos foram capazes de trabalhar de forma competente, apesar do sentido de organização das suas práticas, uma vez que foram capazes de perceber quais as possibilidades organizacionais que lhes eram oferecidas, de entre um número limitado de possibilidades, de modo a que as suas escolhas permitissem que as suas práticas fossem experiências de aprendizagem, bem como a prestação de cuidados clínicos sólidos.

Resumo: Ao resumir os pontos de vista dos enfermeiros e a forma como se sentiam organizados pela organização, puderam explorar os factores que, na sua opinião, melhorariam a qualidade dos cuidados que os enfermeiros prestam, sendo três desses factores: se pudessem dispor de espaços reflexivos, se pudessem ter pessoal de enfermagem mais experiente de serviço e se pudessem ter a oportunidade de ter supervisão clínica. Com estes factores em primeiro plano, estariam mais aptos a partilhar o que acreditam que os ajudará a co-criar normas para que o ambiente clínico se torne um ambiente de aprendizagem para os enfermeiros. Foram notórias as diferenças e semelhanças entre os pontos de vista e as experiências partilhadas pelos enfermeiros sobre o que cria um ambiente de aprendizagem clínica nestas enfermarias de internamento de saúde mental. Também fiquei impressionada com o facto de, apesar da falta de espaços de reflexão com que os enfermeiros se depararam, terem sido capazes de identificar áreas de aprendizagem que consideravam necessárias, de modo a que os cuidados prestados aos doentes continuassem a ser de alto nível. Também reflectiram sobre a necessidade de explorar os factores que consideram poder melhorar a qualidade dos cuidados prestados pelos enfermeiros e o que os ajudará a co-criar normas para que o ambiente clínico se torne um ambiente de aprendizagem para os enfermeiros. Apesar das dificuldades e constrangimentos que os enfermeiros enfrentam na sua prática diária, conseguiram identificar que queriam experimentar algo diferente na sua aprendizagem e prática. Este facto foi evidente nas suas opiniões partilhadas quanto à sua necessidade de formação e desenvolvimento, uma vez que foram capazes de identificar áreas de formação que consideraram poderem ser úteis para a sua aprendizagem.

No capítulo que se segue, reflicto sobre a forma como os enfermeiros encaram as suas capacidades de aprendizagem nas enfermarias psiquiátricas de internamento, bem como sobre a forma como fui convidada a assumir diferentes posições nestes contextos e as minhas reflexões sobre as mesmas à medida que me desenvolvi como pessoa, como profissional, como gestora e como investigadora a trabalhar num contexto de saúde.

CAPÍTULO 6

A enfermagem psiquiátrica como uma comunidade de práticas aberta, inacabada e ainda em desenvolvimento: comunidades de recursos

O documento do Ministério da Saúde sobre Igualdade e Excelência: Liberating the NHS (2010) sugere que o governo irá capacitar os profissionais de saúde, devendo os médicos e enfermeiros poder usar o seu discernimento profissional sobre o que é correto para os doentes. O Governo propõe apoiar este processo dando mais controlo ao pessoal da linha da frente. O documento sugere que os cuidados de saúde serão geridos de baixo para cima, em que a propriedade e a tomada de decisões estarão nas mãos dos profissionais e dos doentes. O Governo descreveu este processo como uma forma de elevar os padrões de qualidade e de melhorar a relação qualidade/preço, bem como de criar uma nação mais saudável. A minha impressão é que se trata de uma abordagem individualista dos cuidados de saúde propostos; em contrapartida, irei explorar uma abordagem mais relacional dos cuidados. Neste capítulo, descreverei a forma como os enfermeiros podem começar a colocar os cuidados dos doentes no centro de tudo o que fazem, oferecendo aos doentes mais escolha e controlo sobre as suas necessidades de saúde. Ao explorar uma abordagem relacional dos cuidados/cuidados, proponho-me ter em primeiro plano um conceito-chave: **O que é uma comunidade de práticas?** Para começar a compreender o que seria uma comunidade de prática nas enfermarias psiquiátricas de internamento, como seria sentida e vivida, vou centrar a minha atenção no Código do Conselho de Enfermagem e Obstetrícia sobre Padrões de Conduta, Desempenho e Ética (2008). Este código descreve a forma como os enfermeiros se devem comportar no seu local de trabalho e no mundo em geral. O código estabelece que, enquanto enfermeiro, as pessoas que estão ao seu cuidado devem poder confiar-lhe a sua saúde e bem-estar. O código também afirma que os enfermeiros devem fazer dos cuidados às pessoas a sua primeira preocupação, tratando as pessoas ao seu cuidado como indivíduos, respeitando sempre a sua dignidade. O código prossegue afirmando que, enquanto enfermeiro, deve trabalhar com outros para proteger e promover a saúde e o bem-estar das pessoas ao seu cuidado, das suas famílias e prestadores de cuidados, e da comunidade em geral, devendo proporcionar sempre um elevado padrão de prática e cuidados. O código descreve ainda a forma como os enfermeiros se devem comportar, afirmando que, enquanto profissionais, são pessoalmente responsáveis pelas suas acções e omissões na sua prática e que devem ser sempre capazes de justificar as suas decisões. Se não cumprirem este código, a sua aptidão para exercer a profissão será posta em causa e o seu registo como enfermeiro poderá ficar comprometido. Se muitos enfermeiros ou profissionais não cumprirem estas regras ou códigos de conduta que têm por objetivo orientar a sua prática, os cuidados prestados aos doentes terão um nível baixo e inaceitável. Kline e Preston-Shoot (2012) sugerem que, quando estas falhas ocorrem, os utilizadores dos serviços ou os doentes ficam seriamente desiludidos. Isto acontece, por vezes, devido a más práticas individuais dos profissionais e dos gestores e, mais frequentemente, como resultado de uma complexa teia de dinâmicas organizacionais. Sugerem também que, para garantir práticas seguras e competentes, a educação qualificada e a formação pós-registo devem permitir que os profissionais desenvolvam e mantenham a resiliência, as atitudes e a capacidade de gerir os ambientes de prestação de cuidados.

Este código tem informado a minha prática como enfermeira gestora clínica e tem ajudado a orientar o apoio e a supervisão que ofereço aos enfermeiros nas áreas clínicas da prática. À medida que a minha prática clínica e de gestão se desenvolveu e continuei a observar o desenvolvimento dos enfermeiros e de outros profissionais da equipa, comecei a pensar cada vez mais numa comunidade de prática, onde podemos partilhar o espaço para sermos responsáveis perante os doentes que estão ao nosso cuidado, bem como perante os nossos colegas das profissões de cuidados; por exemplo, nas enfermarias psiquiátricas de internamento, as equipas de enfermagem utilizam por vezes uma abordagem aos cuidados como "enfermagem em equipa" ou "enfermagem primária". No âmbito da "enfermagem de equipa", quando um enfermeiro está de folga, os cuidados prestados aos pacientes devem ser entregues a outro membro da equipa, de modo a dar continuidade aos cuidados prestados ao paciente. No entanto, o constrangimento que isto impõe ao doente é que todos os membros da equipa pensam que outra pessoa da equipa está a continuar os cuidados do doente quando, na realidade, ninguém está a acompanhar os cuidados do doente. Enquanto na "enfermagem nomeada" o doente recebe a delegação de um enfermeiro nomeado para prestar os seus cuidados, quando este enfermeiro está de folga a responsabilidade é sua de entregar os cuidados do doente a outro enfermeiro, assegurando um melhor sentido partilhado de responsabilidade pelos cuidados do doente.

Considero que uma comunidade de prática é aquela em que a equipa está entusiasmada e empenhada em desenvolver as suas próprias competências e em ajudar a desenvolver as dos outros membros da equipa, prestando assim os melhores cuidados integrados, em que podem existir oportunidades organizadas de aprendizagem, bem como oportunidades de envolvimento nas práticas; em que a comunidade tem um papel crucial no envolvimento da participação como forma de aprendizagem, uma forma de absorção e de absorção da cultura de práticas, em que todos os membros da equipa fazem da cultura de aprendizagem a sua cultura. A melhor forma de criar uma comunidade de práticas é observar a forma como os outros falam, trabalham e como as pessoas geralmente conduzem as suas vidas, e também comparar a forma como as pessoas que não fazem parte de uma comunidade de práticas se relacionam com o seu ambiente (Lave e Wenger, 1991).

Uma comunidade de práticas é também um local onde existe trabalho conjunto, onde os cuidados prestados aos doentes estão no centro do que se faz enquanto enfermeiro; onde a equipa/comunidade pratica formas de trabalho colaborativas, onde as formas de trabalho relacionais e dialógicas se tornam o centro dos cuidados nestas enfermarias. É também onde a entrega de cuidados é feita num local geral, com a presença de todos os membros da equipa, onde há uma entrega turno a turno e também uma entrega entre si no decurso de uma prática de cuidados de vinte e quatro horas. Numa comunidade de prática, a minha expetativa seria a de que a equipa se reunisse com a mesma causa, o mesmo objetivo, sem hierarquias, num local onde as pessoas sentissem que queriam estar presentes, sabendo qual o papel a desempenhar nesta comunidade e sentindo uma sensação de desorientação quando as práticas são diferentes da comunidade de que fazem parte, onde as possibilidades são partilhadas em oposição às realidades. Isto em comparação com uma reunião formal em que as pessoas têm responsabilidades definidas, com hierarquia ou posição nomeada para o seu objetivo.

Neste capítulo, apresento alguns episódios de prática partilhados por seis enfermeiros psiquiátricos acerca da sua prática nas enfermarias de internamento psiquiátrico, onde partilharam as suas experiências de trabalho no âmbito de uma comunidade de prática que fez a diferença no processo de prestação de cuidados. O que os enfermeiros psiquiátricos que participaram neste inquérito salientaram foi que existe uma necessidade muito esperada de uma comunidade de prática, uma vez que nesta esfera da enfermagem a complexidade parece ser avassaladora. Contrastarei isto com alguns episódios em que os cuidados não se enquadraram em histórias de comunidades de prática abertas e inacabadas partilhadas.

Alguns dos conceitos teóricos em que me vou basear para iluminar estes episódios de práticas provêm do trabalho de Shotter (2005a) sobre o pensamento de "withness" em oposição ao pensamento de "aboutness", em que Shotter defende a ideia de que o pensamento de "withness" se torna disponível para nós como resultado da nossa reatividade espontânea enquanto seres vivos, em desenvolvimento e corporizados, aos acontecimentos que se desenrolam e ocorrem à nossa volta. Sugere que, como seres vivos, quando permitimos que a "alteridade" dos outros entre em nós e nos torne outros num sentido dialógico, que tem em conta os indivíduos únicos ou as circunstâncias únicas em que nos encontramos diariamente como praticantes, então começamos a partilhar o pensamento withness. Shotter sugere que esta forma de estar no mundo surge direta e imediatamente no encontro vivo com as expressões do outro que, à medida que se desenrola, emerge um sentido corporal das muitas possibilidades de ação reactiva em relação à orientação de cada um na interação presente. Creio que isto se relaciona com a forma como, enquanto seres humanos vivos, nos ligamos e damos sentido ao que significa para nós estar numa comunidade de prática. Shotter oferece uma visão sobre o pensamento sobre o assunto que sugere que se trata mais de imagens e perspectivas, enquadramentos e posições, repetições e regularidades e que isto representa um pensamento monológico, em que o monólogo é finalizado e, portanto, surdo à resposta do outro, o que eu entendo como um encerramento das possibilidades de diálogo.

Bernstein, (1983) oferece uma ideia de "horizontes". Sugere que ter um horizonte não é estar limitado ao que está mais próximo, mas ser capaz de ir para além dele. Sugere que procuremos uma fusão através da qual o nosso próprio horizonte seja alargado e enriquecido, que possamos mover e que nos mova, uma vez que os horizontes mudam para nós à medida que nos movemos, pelo que os nossos horizontes estão sempre em movimento. A minha ligação com as ideias de Bernstein é que, à medida que uma comunidade de prática é co-criada, isto abre muitos horizontes para aqueles que fazem parte dessa comunidade e possibilidades para que outros se juntem a essa comunidade ou co-criem outras comunidades à medida que os horizontes mudam ou se movem.

Senge (1999) oferece-nos a possibilidade de nos reconectarmos com as razões pelas quais as organizações entram em formas difíceis de praticar e as comunidades de práticas podem entrar em práticas que impedem o crescimento e o desenvolvimento, o que pode resultar em formas pobres de praticar. Senge convida-nos a refletir sobre os nossos modelos mentais, bem como sobre os modelos mentais da organização e da comunidade. Uma das formas pelas quais Senge nos convida a refletir sobre estas formas de ser é apontando-nos para a forma como entendemos e vemos os nossos modelos mentais, uma vez que estes são sempre incompletos e cronicamente não-sistémicos. Convida-nos a ver os preconceitos inevitáveis nas nossas formas de pensar e refletir, recorda-nos a importância de abrandar os nossos próprios processos de pensamento para que possamos estar mais conscientes da forma como formamos os nossos modelos mentais e como isso pode influenciar as nossas acções. Senge convida-nos a estar atentos às generalizações, uma vez que estas podem levar a outras generalizações. As minhas ligações a Senge em relação a uma comunidade de prática suscitam em mim a curiosidade de compreender de que forma uma comunidade de profissionais se define pelos seus membros e pelas suas práticas.

Benner (1984) oferece-nos a descrição de uma comunidade terapêutica em relação aos seus doentes psiquiátricos, o que, na minha opinião, se relaciona com os enfermeiros psiquiátricos que trabalham nesta comunidade de cuidados. Benner afirma que uma comunidade terapêutica fornece um microcosmo de sistemas sociais, redes de relações, um espaço para trabalhar as questões de confiança, conflito e cooperação. Considera a comunidade como um instrumento terapêutico básico, que deve ser construído, monitorizado e mantido. Entendo isto como uma comunidade onde o diálogo está na vanguarda das práticas dos profissionais. Também me basearei nas ideias de Lave e Wenger (1991) sobre a comunidade de prática, que a descrevem como uma base para a aprendizagem e o desenvolvimento. Defendem que na aprendizagem e no conhecimento não há atividade que não esteja situada. Pensam na aprendizagem e no conhecimento como uma compreensão abrangente, que envolve toda a pessoa, em que as actividades e o mundo se constituem mutuamente, o que parece enquadrar-se naquilo em que uma comunidade de prática se pode basear.

Irei entrelaçar práticas e conceitos teóricos para iluminar esta forma complexa de trabalhar e de nos relacionarmos uns com os outros, bem como de prestar cuidados aos doentes. Basear-me-ei na teoria construcionista social como ferramenta teórica para me guiar na exploração de uma comunidade de prática nas enfermarias psiquiátricas de internamento. Também me basearei no trabalho de Seikkula e Arnkil (2006) e de Shotter (2007; 2008) sobre o que é ser dialógico. Seikkula e Arnkil chamam a nossa atenção para os elementos de cura no diálogo, convidando-nos a prestar atenção às formas como abordamos ou gerimos as nossas experiências partilhadas. Partilham a opinião de que, enquanto profissionais, num diálogo devemos apresentar-nos como uma pessoa humana e viva e não apenas como um profissional neutro que aplica um determinado método. Shotter chama a nossa atenção para a importância da forma como, nas nossas acções, momento a momento, quando em diálogo, os profissionais se tornam co-investigadores e os investigadores se tornam co-praticantes, à medida que cada um chega a uma compreensão daquilo que o agarrou nos processos de desenvolvimento do diálogo. Basear-me-ei também nas ideias de Benner (1984) sobre o profissional principiante a especialista, sobre as práticas de enfermagem que se desenvolvem a diferentes níveis de competências. Benner propõe a ideia de que o reconhecimento, a recompensa e a retenção do enfermeiro experiente que está na prática clínica direta e que pode mostrar na documentação com uma descrição adequada a sua prática são os primeiros passos para melhorar a qualidade dos cuidados prestados aos doentes.

Utilizarei estes conceitos, juntamente com as formas de estar no mundo de Bernstein (1983), como conceitos teóricos para me guiar a mim própria e ao leitor sobre o que é ser enfermeira numa unidade de internamento psiquiátrico. Outro conceito teórico em que me irei basear é a análise do discurso (Smith, 2008), que nos convida a considerar, ao ler o nosso texto transcrito, que o discurso e a conversação devem ser o foco do nosso estudo, uma vez que nas conversações os nossos significados são criados e negociados. Outro conceito que utilizarei é o de Gestão Coordenada do Significado (CMM), em que Pearce (2007) chama a nossa atenção para o que é criar mundos sociais em conjunto; convida-nos a pensar na coordenação das nossas acções e na criação/gestão do nosso significado. Afirma ainda que não há significado sem ação e não há ação sem significado. Pearce convida-nos a pensar na MMC como uma dança dinâmica, uma vez que nos convida a pensar no que dizemos e fazemos à medida que nos revezamos em padrões de comunicação inacabados e contínuos. Utilizarei estes conceitos como ferramentas para explorar as ideias de co-criação de um espaço em que os enfermeiros psiquiátricos possam refletir sobre a sua prática e, ao fazê-lo, criar uma comunidade de prática.

O ambiente de internamento psiquiátrico como espaço de aprendizagem

Neste artigo, exploro exemplos de enfermeiros psiquiátricos que partilham a sua opinião sobre o que significam para eles quando é utilizada a palavra "ambiente" numa unidade de internamento. Esta é uma palavra grande e tem muitos significados, dependendo do contexto. Durante as minhas reflexões, basear-me-ei em conceitos teóricos de Oliver (2005) nos seus escritos sobre investigação reflexiva, onde Oliver partilha as suas ideias sobre a prática, sugerindo que, à medida que praticamos a reflexividade, fazemos escolhas sobre a forma como vamos pensar e agir. Oliver sugere ainda que nos tornamos responsáveis pelas nossas escolhas, pelas nossas acções e pelas nossas contribuições para um sistema relacional, que eu entendo como uma comunidade de prática que abraça estas ideias de ter um espaço reflexivo no qual estar. Também me basearei nos escritos de Little-John (1989) sobre reflexividade, onde ele sugere que a reflexividade é a capacidade de virar algo do avesso e ter uma visão global dos fenómenos com que se está a lidar. Pearce (1994) considera que a reflexividade está relacionada com as conversas e as relações. Para ele, a reflexividade é o processo pelo qual uma coisa afecta outra que, por sua vez, afecta a primeira. Pearce também fala das conversas como sendo formas de acções que afectam as relações e que essas relações, por sua vez, afectam as conversas. O meu objetivo será utilizar algumas destas ideias para iluminar relatos retrospectivos e ligações a uma comunidade de prática e a forma como estes relatos moldaram e estão a moldar a minha prática. Como leitores, poderão perguntar qual é o objetivo das minhas reflexões? A minha resposta seria que o meu objetivo ao partilhar as minhas reflexões no âmbito deste inquérito de investigação é transformar algo de/no âmbito de uma entrevista/diálogo em algo que seja útil para/para outros.

(EPISÓDIO/EXEMPLO NÚMERO 13)

> **Enfermeiro 15: Bem, eu vou partir do princípio de que ... porque temos uma grande variedade de utentes a entrar ... Penso que devemos ter um ambiente amigável, no sentido em que a equipa trabalha em colaboração, há muito trabalho de equipa e os enfermeiros têm formação**

adequada para lidar com pessoas com doenças agudas.

Cherrie: Quando disse bem treinado, o que é que quer dizer?

Enfermeiro 15: Pessoas que têm a informação na ponta dos dedos, porque não se pode pensar e dizer, o que é que eu preciso de fazer aqui, por vezes temos de reagir muito rapidamente, devido à emergência ou à natureza das pessoas de quem estamos a cuidar.

Cherrie: Então, para si, um ambiente de aprendizagem seria um ambiente de trabalho em equipa, de colaboração e com enfermeiros bem formados?

Enfermeiro 15: E muito claramente, boas capacidades de comunicação, é claro que se procura enfermeiros altamente competentes porque não se quer alguém que seja totalmente... e não saiba o que fazer.

Reflectindo sobre o assunto, fiquei curiosa quando a enfermeira partilhou a sua opinião sobre o que poderia ser descrito como uma comunidade de prática em desenvolvimento. Descreveu *um ambiente amigável, no sentido em que a equipa trabalha em colaboração, em que há muito trabalho de equipa e em que os enfermeiros estão bem treinados para lidar com pessoas com doenças agudas*. Uma ligação que tive foi com as ideias de Benner (1989) sobre a posição privilegiada em que os enfermeiros estão inseridos, uma vez que os enfermeiros prestam cuidados às/com as pessoas no meio da saúde, da dor, da perda, do medo, da desfiguração, da morte, do luto, dos desafios, do crescimento, do nascimento e, por último, mas não menos importante, da transição. Uma vez que os enfermeiros estão na linha da frente da prestação de cuidados, a necessidade de diálogo no percurso dos cuidados é um processo necessário para a forma como os cuidados são prestados. Fiquei impressionada com o ponto de vista da enfermeira sobre a necessidade de uma enfermagem especializada, uma vez que ela afirmou que queria que os enfermeiros tivessem a informação na ponta dos dedos, pois o tempo de espera entre o pensamento e a ação é crucial para responder a uma situação aguda. Liguei-me às ideias de Benner (1984) sobre a passagem do profissional principiante a especialista. Nesta ideia, Benner partilha connosco a sua noção de profissional especializado como sendo um enfermeiro que desenvolveu um certo nível de empenho e envolvimento, necessário para poder prestar cuidados a um nível especializado. A autora argumenta que um enfermeiro que pratica a partir de uma posição de "observador distanciado" tem menos probabilidades de se aperceber de mudanças subtis nos doentes que lhe são confiados para prestar cuidados. Diria que isto é percetível no meu atual contexto de trabalho, em que o recurso a esta investigação trouxe à ribalta a necessidade de enfermeiros especializados trabalharem ao lado de enfermeiros não especializados, de modo a que exista um processo de orientação.

No meu desenvolvimento como enfermeira gestora, tenho assistido ao desenvolvimento e à mudança da minha prática, o que me permite convidar os enfermeiros para um espaço reflexivo, co-criando um ambiente em que as reflexões se tornam parte da nossa prática quotidiana e em que todas as vozes da equipa são convidadas a partilhar os seus pontos de vista e experiências sobre o que a aprendizagem significa para eles. Este espaço também permite a discussão sobre o que é e como é estar numa comunidade de prática para eles e para os outros profissionais da equipa. Ao refletir sobre os pontos de vista da enfermeira sobre o que gostaria de experienciar na sua enfermaria clínica e, em particular, sobre a sua própria capacidade de ser reflexiva durante a nossa entrevista, quando disse que queria enfermeiros competentes, que tivessem na ponta dos dedos a informação necessária numa situação de emergência, as ideias de Oliver (2005) sobre a investigação reflexiva foram influentes. Consegui refletir sobre o meu próprio sentido de influência no sistema de que também fazia parte, prestando continuamente atenção ao que me era dito e às minhas próprias experiências. Pude refletir sobre as minhas capacidades de ocupar o espaço intermédio ou o meio-termo, estando sempre consciente de que nenhuma destas posições é estática e sendo capaz de perceber as fronteiras dentro do paradigma da investigação, de modo a ter um papel definido no contexto do investigador e do enfermeiro, tal como sugerido por Mullings (1999), Mercer (2007), Asselin (2003) e Preston-Shoot (2009a & b). Depois de ler os pontos de vista desta enfermeira, em particular quando a enfermeira disse *"por vezes temos de reagir muito rapidamente, devido à emergência ou à natureza das pessoas a quem prestamos cuidados"*, a minha curiosidade permanece sobre como podemos ser reflexivos numa situação que necessita de cuidados de emergência? As minhas experiências ajudam-me a pensar que, numa situação de emergência, o nível de conhecimentos e de competências adquiridos durante o percurso de enfermeiro estará presente para o informar sobre os passos a seguir quando confrontado com uma situação de emergência nas enfermarias. No entanto, se o nosso percurso for limitado devido à falta de experiência, então, como enfermeiro, seremos guiados pelo enfermeiro sénior ou pelo enfermeiro chefe, à medida que a situação se apresentar.

O que me chamou a atenção foi a minha própria experiência, em que uma doente necessitava de um tipo especial de cuidados de emergência enquanto passava por uma turbulência difícil, em que a doente começou a comportar-se de uma forma que a colocava a ela e aos outros num espaço clínico perigoso. O resultado foi a necessidade de imobilizar a doente. Os enfermeiros reagiram com rapidez de raciocínio e fizeram a intervenção necessária. Após reflexão, as enfermeiras elogiaram-se mutuamente pelo nível de competência na prestação de cuidados especializados que era necessário e que, de facto, foi prestado. Oliver (2005) convida-nos a pensar que, quando praticamos a reflexividade, fazemos escolhas sobre a forma como vamos pensar e agir. E prossegue dizendo que nos tornamos responsáveis pelas nossas escolhas, pelas nossas acções e pelos nossos contributos para um sistema relacional. Creio que era a isto que a enfermeira se referia, na tentativa de descrever o que e como espera que os enfermeiros pratiquem. É também isto que, na minha opinião, contribui para uma comunidade de prática onde, trabalhando em conjunto e partilhando boas práticas, se desenvolvem ambientes de aprendizagem clínica.

O que se segue é uma transcrição da enfermeira enquanto continua a partilhar os seus pontos de vista sobre o que se espera que um enfermeiro altamente competente faça quando está na área de prática, o que demonstrará o que poderá ser necessário para permitir a aprendizagem.

(EPISÓDIO/EXEMPLO NÚMERO 14)

> **Cherrie:** Sim, então o que é que um enfermeiro altamente competente faz em comparação com um enfermeiro que não é altamente competente? O que é que se espera de um enfermeiro altamente competente?
>
> **Enfermeiro 15:** Conseguem prever determinadas situações, sabem quando devem entrar e fazer

determinadas intervenções, de modo a poderem aliviar determinados riscos para os outros doentes ou para os próprios doentes, e as pessoas que ..., de quem estou a cuidar, por exemplo, se tiver de dar medicação a um doente para o acalmar porque de repente 'deu um pontapé'. Preciso de alguém que conheça a medicação e saiba o que foi prescrito e, se for necessário, normalmente é preciso misturar, sabe, alguém que também conheça as proporções.

Cherrie: Então uma enfermeira altamente qualificada saberá todas estas coisas? E então isso tornaria o ambiente num ambiente de aprendizagem?

Enfermeiro 15: Sim, é verdade, é verdade, e outra coisa é se pudéssemos fazer reflexões, durante ou no início dos turnos, e supervisão também.

Cherrie: E quais seriam essas reflexões?

Enfermeiro 15: Refletir sobre certas coisas, como a intervenção que foi feita durante o turno, para ver como certas coisas poderiam ter sido feitas da melhor forma, para que no futuro as pessoas estejam mais conscientes da forma como as coisas são feitas e como o fazer, quando reagir.

Ao refletir sobre a minha pergunta a esta enfermeira, o que me chamou a atenção foi a minha própria necessidade de distinguir entre o que um enfermeiro altamente competente e um enfermeiro menos competente fazem no ambiente clínico. A minha ideia era que ter enfermeiros altamente competentes a trabalhar em áreas de cuidados de elevada complexidade significaria que os cuidados seriam, no máximo, de um nível mais elevado. No entanto, isto não cria um maior desenvolvimento dos enfermeiros para se movimentarem nesta área de cuidados, pelo que, na fase de transição do desenvolvimento, que tem em consideração a reforma e a saída dos enfermeiros para trabalharem noutras áreas, isto significaria que este ambiente complexo de cuidados não seria capaz de proporcionar elevados padrões de cuidados contínuos. As ideias de Morgan (1997b) sobre a forma como podemos ficar presos em formas de pensar favorecidas foram algo em que comecei a refletir. Morgan continua, convidando-nos a refletir sobre a ideia de visões poderosas do futuro que podem levar a pontos cegos, onde as formas de ver se tornam formas de não ver. Convida-nos a refletir sobre a forma como as forças ajudaram as pessoas e as suas organizações a criar os sistemas partilhados de significado que lhes permitem negociar o seu mundo de forma ordenada. Estes, segundo ele, podem depois tornar-se constrangimentos que os impedem de agir de outras formas. O autor alerta para o facto de as formas preferidas de pensar e agir se poderem transformar em armadilhas que confinam os indivíduos aos seus mundos socialmente construídos, impedindo assim a emergência de outros mundos. Por conseguinte, ao criar comunidades de prática, os membros da comunidade devem ser capazes de desafiar os pontos de vista, os valores e as crenças uns dos outros, de modo a que o crescimento e as mudanças se possam desenvolver. Assim, uma comunidade de prática nunca está concluída, mas permanece uma forma contínua e interminável de estar no mundo. Ao relacionar o que esta enfermeira disse, se alguma vez atingíssemos este nível de perfeição e se esta enfermeira tivesse sempre apenas enfermeiros competentes nas enfermarias, então haveria o risco de novas aprendizagens não entrarem na enfermaria, uma vez que os enfermeiros se considerariam peritos, não precisando de se aventurar fora desta comunidade, o que enfraqueceria o crescimento e o desenvolvimento dentro das enfermarias, pelo que é necessário alcançar um equilíbrio em que os enfermeiros rodassem para que a aprendizagem pudesse ser partilhada.

Quando a enfermeira partilhou o seu desejo de ter alguma forma de reflexão sobre diferentes aspectos do turno, este foi outro ponto de interesse para mim. Na minha prática recente, co-criámos espaços para reflexões e reuniões de balanço em que os enfermeiros e outras disciplinas se reúnem para discutir boas práticas e práticas que não são assim tão boas. Aprendemos, enquanto equipa, a respeitar os pontos de vista uns dos outros e a valorizar este processo de reflexão como espaços de aprendizagem, onde todos são bem-vindos a contribuir. Senge (1999) oferece-nos uma visão segundo a qual a aprendizagem em equipa implica "dominar" as práticas de diálogo e discussão. Continua a partilhar connosco que, através do diálogo em equipa, há uma exploração livre e criativa de questões complexas e subtis, em que há uma escuta profunda do outro, suspendendo os seus próprios pontos de vista.

Outra curiosidade que tive ao ler as transcrições foi a da co-criação de uma comunidade de prática e o que isso poderia significar para os enfermeiros psiquiátricos. Partilho aqui uma parte da transcrição de uma enfermeira, que teve eco nas outras 15 transcrições, sobre o que poderia ser uma comunidade de prática. Esta transcrição realçou para mim o tipo de actividades em que os enfermeiros estão envolvidos diariamente e a necessidade de pensar numa comunidade de prática como nunca concluída e sempre em desenvolvimento para poder trabalhar nas complexidades das enfermarias de internamento psiquiátrico. Ao explorar e falar com enfermeiros de três tipos diferentes de enfermarias de internamento, o que me chamou a atenção foi o facto de, nestes vários locais, a necessidade de trabalhar em comunidade, de trabalhar em colaboração, de ter tempo para refletir, de os enfermeiros terem supervisão clínica, de trabalhar com enfermeiros com um elevado nível de experiência e com enfermeiros menos experientes e de se sentirem organizados pela organização serem temas centrais para os enfermeiros.

(EPISÓDIO/EXEMPLAR NÚMERO 15a)

Cherrie: Que aspeto do ambiente clínico melhorou a sua prática na prestação de cuidados? Penso que já respondeu a algumas destas questões.

Enfermeira 8: Sim, sim, penso que foi quando participámos em conferências; foi um grande esforço para cumprirmos o regulamento relativo às unidades de segurança média estabelecido pelo Ministério da Saúde, em que tinham de analisar e cumprir os requisitos de segurança física, segurança relacional e segurança processual, o que também teve impacto na necessidade de revermos as políticas e a forma como são implementadas nos serviços, o que teve um grande impacto, porque se trata de uma diretiva nacional e de um esforço nacional, e teve impacto na forma como trabalhamos, porque também temos de o demonstrar, Por exemplo, no que se refere à segurança relacional, temos de demonstrar que são oferecidas determinadas terapias aos doentes e que estes frequentam determinados grupos e quantas horas de terapia são oferecidas por semana, informação que temos de transmitir aos comissários. Trata-se, portanto, de uma expetativa estabelecida a nível nacional e da forma como a concretizamos a nível local.

Cherrie: Como é que isto melhorou a sua prática na sua área?

Enfermeiro 8: Como? Bem, em primeiro lugar, foi uma questão de sensibilização para as diretrizes e requisitos nacionais. Melhorou a minha prática, orientando-me nas áreas de desenvolvimento pessoal, tendo de sair e ler o documento e rever algumas das políticas e ver como estamos realmente a implementá-las e onde faltam as nossas políticas. Também me fez olhar para certas práticas, como por exemplo, quando por vezes utilizamos **a sala de isolamento, e mais frequentemente, numa fase inicial, procurar primeiro a desescalada, a desescalada verbal e tentar envolver o doente, utilizando a contenção e a tranquilização rápida como último recurso. Penso que isso tem sido bastante eficaz.**

Cherrie: Então notou uma mudança na apresentação dos doentes, com este tipo de gestão dos seus cuidados?

Enfermeira 8: Sim, já reparei, e a reação do pessoal aos incidentes que ocorrem na enfermaria. Está a mudar.

Cherrie: Muito bem, então os enfermeiros em formação mudam de facto com esta forma de trabalhar?

Enfermeiro 8: Sim, e quanto mais o pessoal sénior dá o exemplo, mais evidente se torna, porque todo o hospital está sujeito a estas diretrizes, mas há algumas discrepâncias nos departamentos quanto à forma como são efetivamente implementadas e como respondem a situações de emergência.

Cherrie: Exato, parece muito interessante e muito dinâmico.

Enfermeira 8: Sim, sim.

Reflectindo sobre o assunto, liguei-me a Morgan (1997b), que sugere que prestemos atenção às organizações como organismos e nos convida a pensar na vivência das organizações como ocorrendo num ambiente mais vasto, do qual dependem de outros e de alteridades para satisfazerem as suas várias necessidades. Relativamente às experiências da enfermeira, que falou das várias influências da gestão em relação à forma como os doentes são agora tratados, devido às influências externas, por exemplo, do Departamento de Saúde, houve mudanças, uma vez que os enfermeiros estão a assumir mais responsabilidades para serem modelos para os enfermeiros em início de carreira e estão mais aptos a gerir o nível de incidentes nas enfermarias. A organização precisou de influências externas para ajudar a mudar algumas das suas práticas, o que permitiu melhores condições de trabalho para os enfermeiros, apesar de estes se sentirem organizados pelos sistemas em vigor. Este facto também teve um impacto positivo nos cuidados prestados aos doentes, uma vez que parece haver agora uma variedade de terapias que

teria de estar disponível e ser oferecido aos doentes, o que poderia melhorar a prestação de cuidados. Com a ideia de uma comunidade de prática no centro das nossas atenções, Morgan convida-nos a pensar nas necessidades humanas como recursos valiosos que podem contribuir de forma rica e variada para as actividades de uma organização, se lhes for dada uma oportunidade. Esta enfermeira parecia estar muito satisfeita com as mudanças que estavam a ocorrer e que permitiam oferecer melhores cuidados aos doentes. No entanto, temos de ter em atenção que os cuidados são prestados à medida que os enfermeiros vêem os doentes como pessoas em primeiro lugar, tratando-os com a dignidade e o respeito a que têm direito, em vez de oferecerem os cuidados alternativos como uma medida para satisfazer a cultura da caixa de verificação que a direção lhes exige e que é necessária para manter o hospital em funcionamento. As ideias de Morgan estão relacionadas com a necessidade de prestar cuidados competentes em ambientes de enfermagem, tal como exigido pelo Código de Conduta Profissional do Conselho de Enfermagem e Obstetrícia (NMC) (2008), que pede que os enfermeiros façam dos cuidados às pessoas a sua primeira preocupação, tratando-as como indivíduos e respeitando a sua dignidade. Quando o Enfermeiro 8 disse

> "Também me levou a analisar certas práticas, como por exemplo, quando por vezes utilizamos a sala de isolamento, e mais frequentemente, numa fase inicial, a tentar desanuviar o doente, a desanuviar verbalmente e a tentar envolver o doente, e a utilizar a contenção e a tranquilização rápida como último recurso. Penso que isso tem sido bastante eficaz".

A enfermeira 8 mostrava um profundo sentido de respeito pela dignidade dos doentes e de como, em resultado de um desenvolvimento profissional que parecia ser orientado por diretrizes nacionais, era capaz de praticar de uma forma mais humana.

Enquanto comunidade de prática, o código de conduta do NMC (2008) sugere que, enquanto enfermeiros, devemos trabalhar com outros para proteger e promover a saúde e o bem-estar das pessoas ao nosso cuidado, das suas famílias e prestadores de cuidados e da comunidade em geral. O Livro Branco do Ministério da Saúde (2012) sugere que as pessoas são as pessoas em primeiro lugar e pede-nos que lhes demos a escolher a forma como os cuidados são prestados a elas e com elas.

Quando reflecti sobre esta conversa com a enfermeira, o que me chamou a atenção foi o meta-nível a partir do qual se espera que os enfermeiros trabalhem, uma vez que a Enfermeira 8 falou sobre os vários regulamentos estabelecidos pelo Departamento de Saúde, em que o hospital tinha de ter em consideração os vários aspectos da segurança e a expetativa de que isto fosse estabelecido a nível nacional, embora a enfermeira tenha considerado este processo útil, uma vez que a fez olhar para a sua prática. Havia um sentimento de medo que regia a forma como a enfermeira actuava, em vez de uma posição de curiosidade e do desejo de prestar os melhores cuidados. Também fiquei impressionada com as várias influências sobre como e que tipos de cuidados o doente recebeu. O que me chamou a atenção foi o facto de as políticas não serem revistas em função das necessidades dos doentes, mas sim para que as diretivas nacionais fossem cumpridas, o que se enquadra na forma como a administração exerceu o seu controlo sobre o sistema, não necessariamente para o bem dos doentes, mas para garantir que funcionava em seu próprio benefício. A enfermeira prossegue falando do enorme impacto que estas formas de trabalho impostas tiveram para os enfermeiros. As terapias, por exemplo, não pareciam corresponder às necessidades do doente, na medida em que tinham de cumprir as diretivas nacionais e os requisitos dos comissários. A enfermeira referiu a necessidade de implementar estas práticas para que as entidades responsáveis pela prestação de cuidados pudessem sentir-se satisfeitas com o facto de os doentes receberem o que, na sua opinião, equivale a bons cuidados. A minha experiência como gestora orientou a minha curiosidade no sentido da imposição da gestão, bem como de outras agências, sobre a forma como os cuidados devem ser prestados, sem o contributo direto dos enfermeiros ou do doente. Quando se diz aos gestores para trabalharem dentro de um orçamento, onde a redução dos custos é o princípio orientador em que se baseia a prestação de cuidados. Relacionei esta curiosidade com o convite de Shotter (2008) para reflectirmos sobre o nosso diálogo, para pensarmos na ação conjunta e na forma como comunicamos nas nossas interações diárias com os outros, na forma como, nos nossos encontros uns com os outros, as nossas actividades se entrelaçam de forma espontânea e reactiva, onde algo acontece e onde passamos a incorporar diferentes formas de perceber, pensar, falar, agir e valorizar. Gostaria também de acrescentar a dimensão do cuidado ao convite de Shotter.

Esta enfermeira parecia colocar em primeiro plano a importância do que a organização, os comissários e a diretiva nacional necessitavam, uma vez que este parecia ser um exercício de "assinalar as suas caixas". Fiquei curiosa em saber como poderia convidar os enfermeiros da minha área de prática atual a terem lentes diferentes para ver os cuidados, de modo a que outras vozes importantes também fossem ouvidas. Penso que este facto realçou a necessidade de os comissários visitarem as enfermarias/departamentos e participarem na forma como os cuidados são prestados e testemunharem o que conta como cuidados e aprendizagem para os enfermeiros. Outras reflexões que tive ao revisitar as transcrições da conversa com esta enfermeira foram as suas opiniões sobre a palavra expetativa, avaliação pelos pares e adesão aos padrões estabelecidos por estas forças externas/internas. A minha curiosidade levou-me a pensar nas ideias de Senge (2005) sobre ver a partir do todo, bem como ver a partir do interior de uma organização, onde ele nos convida a pensar no todo como uma consciência capacitadora em que o "vidente" e o "visto" requerem uma mudança fundamental na forma como vêem o mundo, neste caso a forma como a enfermeira vê o que lhe é pedido a ela e à equipa. Senge (2005) sugere que deixemos de ver as situações a partir de uma perspetiva de olhar para o mundo e passemos a olhar a partir do interior do que está a ser observado. Para dar sentido a isto, uma outra forma de entender a visão desta enfermeira era a de não ser organizada pela organização, mas sim a de utilizar a organização, as diretivas nacionais e os comissários como indicadores para olhar para dentro do que é necessário nestas enfermarias psiquiátricas. Isto também se relaciona com os pontos de vista de Senge de que aprender a ver começa quando deixamos de projetar as nossas suposições habituais e começamos a ver a realidade de uma forma nova. Senge afirma ainda que a chave para ver a partir do todo é ser capaz de desenvolver a capacidade não só de suspender os nossos pressupostos, mas também de redirecionar a nossa consciência para o que está por detrás do que vemos. Para acrescentar uma outra dimensão a esta questão, diria que é necessário prestar atenção ao que está por detrás do que vemos, estando este ponto de vista na vanguarda das minhas reflexões e ao qual, para a minha aprendizagem, prestarei atenção quando conversar com os enfermeiros, à medida que procuro explorar o contexto mais vasto em que e com quem trabalham. Neste ponto, gostaria de me centrar na forma como esta enfermeira sentiu que estava a aprender dentro dos limites dos métodos de trabalho da organização, pois dentro destes limites também havia oportunidades. Quando a enfermeira afirmou que "a reação do pessoal aos incidentes na enfermaria está a mudar", a sua própria prática foi melhorada, está a tornar-se mais consciente de onde precisa de concentrar a sua atenção, o que para ela tem a ver com a desescalada como primeira linha de tratamento para a agitação e a violência potencial, em vez da utilização de contenção física e tranquilização rápida, que agora vê como último recurso dentro da linha de tratamento. A enfermeira referiu a oportunidade de se desenvolver profissionalmente ao poder ler e rever as políticas. A enfermeira também falou sobre a oportunidade que teve de analisar as políticas e fazer mudanças onde o cuidado do paciente seria de um padrão melhor. Também conseguiu identificar que nem todas as enfermarias seguem as políticas e que havia, de facto, algumas discrepâncias em alguns departamentos na forma como respondiam a situações de emergência. Na transcrição que se segue, continuámos o nosso diálogo sobre a opinião da enfermeira relativamente ao que cria ambientes de aprendizagem clínica.

(EPISÓDIO/EXEMPLAR NÚMERO 15b)

Cherrie: Muito bem, qual é a sua opinião sobre o que cria um ambiente de aprendizagem clínica para os enfermeiros?

Enfermeiro 8: A minha opinião seria, talvez, uma medição objetiva das necessidades de formação das pessoas, apoiada por recursos adequados, que seria o tempo para se envolverem na aprendizagem, quer se trate de discussão ou de tempo para verem artigos de investigação, seria sobre o pessoal mais sénior ter tempo protegido para se envolver no micro ensino ou no ensino formal com o pessoal mais jovem para o desenvolver, e mesmo a coisa mais básica em torno da supervisão, porque o ensino pode ter lugar na supervisão, e também um ambiente onde os estudantes de diferentes disciplinas podem vir para estágios, e também onde há mais estrutura, onde há investigação a ser encorajada e a ser realizada.

Cherrie: Então há duas vertentes, onde a investigação está a ser encorajada e onde a investigação está a ter lugar?

Enfermeira 8: Sim, sim.

Cherrie: Então, que tipo de investigação acha que ajudaria o ambiente a ser um bom ambiente de aprendizagem clínica para os enfermeiros?

Enfermeira 8: Penso que, inicialmente, é mais uma questão de motivação do pessoal, de analisar a motivação do pessoal e de procurar coisas que incentivem as equipas, porque o trabalho é bastante difícil e, embora se trate de uma unidade de média segurança, existem diferentes unidades de média segurança, a acuidade dos doentes é diferente da de unidades de média segurança semelhantes de um NHS trust, e, certamente, as enfermarias de baixa segurança seriam provavelmente classificadas como enfermarias de média segurança em alguns dos hospitais que conheço, e também seria provavelmente analisar a defesa dos cuidados para os pacientes, para que possamos prestar cuidados baseados em provas, e o objetivo seria melhorar a nossa prática.

Recorrendo às ideias de Benner (1989) sobre a primazia da prestação de cuidados e às ideias de reenquadramento, em que nos convida a pensar em ter a nossa própria compreensão atual da situação, ajuda-nos a ser capazes de reenquadrar a situação. Continua dizendo que, para reenquadrar uma situação, é necessário ter a capacidade de entrar em contacto com os significados e preocupações que estão envolvidos na situação, para que se tenha uma compreensão e se sinta capaz/equipado para a desafiar, pois este é o primeiro passo para reenquadrar a situação. Assim, esta enfermeira falou sobre os diferentes factores que influenciam a forma como os cuidados podem ser prestados. No entanto, através destes processos, ela aprendeu muito e tem conseguido ser um modelo para outros enfermeiros, que estão a rever a forma como os cuidados são prestados aos/com os doentes que se apresentam agitados ou violentos. Na conversa com a enfermeira, ela estava a contar uma história de constrangimentos e também conseguiu reformular a história para realçar as oportunidades que também estavam presentes. Aqui, a enfermeira também partilhou os seus pontos de vista sobre a aprendizagem e o que é necessário para que esta ocorra. Falou de ter tempo para se dedicar à aprendizagem, de ter tempo protegido para se dedicar ao microensino, da supervisão como um local onde a aprendizagem de todas as disciplinas pode ter lugar, da motivação do pessoal, dos cuidados baseados em provas para que as práticas de enfermagem possam ser melhoradas, o que também melhorará a qualidade dos cuidados que os doentes recebem. Com estas jóias na vanguarda das minhas reflexões, baseio-me também nas ideias de Bernstein (1983) sobre a praxis, onde ele partilha connosco a noção de praxis como sendo a capacidade de compreender a interação de fazer sentido ou, tal como a entendo, precisamos de ter uma compreensão do nosso mundo social em que vivemos, fazendo sentido em todas as suas complexidades. Isto aumenta a minha curiosidade em compreender como é que a enfermeira se propunha melhorar a sua prática e a dos outros enfermeiros no âmbito de tal complexidade; irei contextualizar esta curiosidade e voltarei a ela na próxima secção do texto, onde explorarei a utilidade da supervisão, através da qual poderá surgir uma imagem mais clara da minha curiosidade.

Como é que a supervisão influencia a aprendizagem numa comunidade de prática?

Aqui apresento exemplos de dois enfermeiros que partilharam os seus pontos de vista e experiências de supervisão e a forma como esta pode co-criar uma comunidade de prática de aprendizagem nas enfermarias psiquiátricas de internamento. Scaife et al (2001) sugerem que o principal objetivo da supervisão é assegurar o bem-estar dos doentes e melhorar o desenvolvimento do supervisado no local de trabalho. Sugerem que, para que a supervisão seja eficaz, deve desempenhar a função de educação, apoio e avaliação em relação às normas e padrões da profissão e da comunidade. Descrevem a supervisão como uma intervenção fornecida por um membro mais sénior de uma profissão a um membro ou membros mais juniores dessa mesma profissão. Nestes exemplos, os enfermeiros partilharam os seus pontos de vista contínuos sobre a importância da supervisão para a aprendizagem nas enfermarias de internamento; a minha sensação é de que é possível desenvolver uma comunidade de práticas.

(Episódio/ Exemplar Número 16a)

Cherrie: Muito bem, e gostaria de lhe perguntar com que frequência recebe supervisão clínica? Sei que acabou de mencionar a supervisão, por isso é um bom ponto a seguir. Então, com que frequência recebe supervisão clínica e acha que isso melhorou o ambiente de aprendizagem?

Enfermeiro 13: A primeira coisa que gostaria de dizer é que considero a supervisão muito importante e que melhorou efetivamente o ambiente clínico na enfermaria. Infelizmente, na minha enfermaria é muito difícil reservar tempo para a supervisão, especialmente durante o turno, porque por vezes deparamo-nos com questões que precisamos de esclarecer e falar com o nosso supervisor ou com alguém mais experiente, talvez devido à natureza do trabalho e também, por vezes, penso que isso se deve aos próprios supervisores, pois não há tempo atribuído à supervisão. Pode haver tempo reservado em termos de tempo teórico, mas nunca há realmente tempo para o fazer em qualquer lugar. Infelizmente, também não pudemos fazê-lo porque a enfermaria estava muito ocupada e também me apercebi de que, na minha enfermaria, se quisermos refletir sobre determinadas questões clínicas ou ter supervisão sobre determinadas questões clínicas, alguns supervisores, infelizmente, não estão interessados ou não estão familiarizados com essas áreas, pelo que preferem evitar sentar-se e ter supervisão connosco.

Cherrie: O que é que acha que a tornaria melhor? O que é que acha que fará a diferença para que a área clínica se torne um ambiente de aprendizagem?

Enfermeiro 13: Ter formação em todos os sectores.

Cherrie: Então, a formação?

Enfermeiro 13: Sim, as pessoas devem sentar-se e avaliar-se a si próprias e, juntamente com o seu supervisor e o chefe de enfermaria, identificar as suas necessidades de formação, as áreas que precisam de melhorar e o seu desenvolvimento pessoal, de modo a poderem partilhar essa informação e supervisionar outros enfermeiros na enfermaria.

Cherrie: Então, a avaliação das competências, as necessidades de formação e alguém que se sente e analise estas questões com os enfermeiros?

Enfermeiro 13: Sim, sim.

Ao refletir, fiquei impressionada com a importância do significado da supervisão clínica para estas enfermeiras, uma vez que a enfermeira 13 teve dificuldades em satisfazer a sua necessidade de supervisão clínica. A enfermeira sabia do que precisava, mas não foi capaz de o salientar ao seu supervisor, pelo que a supervisão se tornou uma colaboração conjunta entre ambos. Reflectindo sobre o modo como esta enfermeira poderia ter alguma influência na forma como o ambiente se poderia tornar um ambiente de aprendizagem clínica que, por sua vez, poderia co-criar uma comunidade de prática, onde a equipa se apoiaria mutuamente para manter a aprendizagem. Esta reflexão remeteu-me para as ideias de Shotter (2008) sobre a capacidade de resposta, em que ele nos convida a recordar que, através de um processo de descoberta essencial e criativa, em que entramos em relações vivas e dialogicamente estruturadas, uns com os outros, nas circunstâncias em que nos encontramos, é-nos possível responder de forma espontânea, o que só é possível no diálogo, uma vez que as formas mono-lógicas de relacionamento fecham as possibilidades de seguir em frente. No caso desta enfermeira, parece que ela não foi capaz de dialogar com o seu supervisor e com os seus colegas mais experientes, o que lhe fechou a possibilidade de ter supervisão.

Senge (1999) recorda-nos o impacto na compreensão, por parte do gestor, da forma como a organização informa os seus empregados, que modelos mentais são mais profundos do que outros, também que todos temos pressupostos e que vemos sempre o mundo através dos nossos modelos mentais, e ainda que os modelos mentais são sempre incompletos. Esta forma de pensar convida-nos a refletir sobre as opiniões dos enfermeiros quanto à dificuldade de acesso à supervisão. Talvez queiramos ter curiosidade sobre o modelo mental da organização, tanto quanto o da enfermaria em que este enfermeiro trabalha. Bernstein (1983) convida-nos a pensar no que é possível e partilhou a metáfora dos horizontes. Ele fala de um horizonte como sendo um alcance de visão que inclui tudo o que pode ser visto a partir de um determinado ponto de vista. Continua dizendo que um horizonte pode ser visto como limitado e finito, mas é essencialmente aberto, pois ter um horizonte não é limitado, uma vez que nos permite ver o que está mais próximo, mas também ver o que está mais distante. Descreveu ainda as dificuldades em tentar compreender um horizonte diferente do nosso. Sugere que devemos procurar uma fusão de horizontes, através da qual o nosso próprio horizonte é alargado e enriquecido. Entendo isto em relação à visão desta enfermeira sobre a supervisão como tendo um horizonte que não se enquadra no horizonte do seu supervisor, ou no do ambiente da enfermaria e da organização. Na transcrição que se segue, continuámos o nosso diálogo enquanto a enfermeira 13 partilhava a sua opinião sobre aspectos do ambiente que melhoravam a sua capacidade de aprender.

(Episódio/Exemplar Número 16b)

Cherrie: Excelente, que aspectos do ambiente clínico considera que melhoraram a sua prática na prestação de cuidados e como é que isso aconteceu? Que aspectos considera que melhoraram a sua capacidade de prestar cuidados?

Enfermeiro 13: Penso que nas poucas sessões de supervisão e reflexão que tive, consegui ventilar o que sinto em relação a determinadas questões, no sentido de melhorar a minha prestação de cuidados, a minha perceção da prestação de cuidados, a forma como me devo relacionar com os doentes e o que devo fazer em determinadas áreas.

Cherrie: E com que frequência diria que teve essa oportunidade?

Enfermeiro 13: Duas vezes por mês.

Cherrie: E que achas que ajudou?

Enfermeiro 13: Ajudou e é algo de que me apercebi muito mais tarde, desde que comecei a trabalhar em enfermagem. Antes disso, era muito difícil ter tempo para qualquer supervisão. Porque nos sentamos e pensamos que não estamos satisfeitos com o tipo de cuidados que estamos a prestar aos doentes e com a forma como os doentes estão a evoluir na enfermaria e, a partir daí, as coisas melhoraram e eu sentava-me com o meu supervisor e dizia-lhe que precisava de mais tempo consigo para poder refletir com o meu supervisor.

Enquanto prosseguíamos o nosso diálogo, perguntei à enfermeira 13 quais os aspectos do ambiente clínico que, na sua opinião, tinham dificultado a sua capacidade de prestar cuidados do mais alto nível. Ela respondeu dizendo:

É uma série de coisas; algumas delas são mesmo questões pessoais, pois ela tinha reparado que alguns enfermeiros seniores eram tão conservadores nas suas ideias de enfermagem que não podiam discutir

abertamente os cuidados prestados aos doentes e, por conseguinte, não podiam orientá-la na forma correta de prestar cuidados, orientando-a no que é necessário fazer".

A enfermeira continuou a dizer que queria partilhar certas práticas na enfermaria, como o facto de, enquanto enfermeira, sentir que os doentes precisam de mais tempo. A enfermeira começou a falar de forma animada enquanto partilhava a sua história de quando um doente chega à enfermaria, dizendo

> **'eles estão muito mal, por isso dizemos-lhes olá, tentamos orientá-los para a enfermaria, mas há mais do que apenas orientá-los para a enfermaria, há mais a fazer, sentamo-nos com eles, descobrimos o que querem e qual a melhor forma de os ajudarmos a lidar com a sua situação'.**

A enfermeira continuou a partilhar os seus pensamentos dizendo

> **mas penso que há mais coisas que devem ser feitas depois disso e, para mim, pessoalmente, penso que se trata de sentarmo-nos com eles e arranjarmos algum apoio, pode ser sessões de TCC, sessões de psicoterapia, mas muito poucos enfermeiros fazem isso na enfermaria e, pelo que percebi, não sabem como o fazer, por isso preferem evitá-lo".**

Reflectindo sobre o assunto, relacionei os pontos de vista desta enfermeira com as ideias de Benner (1989), que sugeria que a enfermagem tinha muitas interfaces para que os cuidados pudessem ser ligados a um todo. Benner sugere que os enfermeiros devem alargar as suas práticas desde o mais imediato até à relação enfermeiro-doente, que eu, em conversa com esta enfermeira, verifiquei que ela tinha como maior marcador de contexto na prestação de cuidados. Uma curiosidade que me chamou a atenção foi a forma como esta energia poderia ser partilhada entre a equipa, de modo a desenvolver uma comunidade de prática. No episódio que se segue, mostro um diálogo com a enfermeira 9 sobre a sua visão do ambiente clínico.

Após uma reflexão mais aprofundada, fiquei curiosa sobre o que seria necessário para que ocorresse uma fusão dos seus horizontes que, por sua vez, criasse possibilidades de atuação na prática. Lave e Wenger (1991) convidam-nos a pensar na importância de estruturar recursos para a aprendizagem na prática como uma forma possível de co-criar uma comunidade de prática. Sugerem ainda que uma comunidade de prática é aquela em que a participação se faz num sistema de actividades, em que há uma participação partilhada nos entendimentos relativos ao que estão a fazer e ao que isso significa nas suas vidas e na sua comunidade. Seikkula e Arnkil (2006) falam da importância dos elementos curativos nos diálogos, sugerindo que, enquanto profissionais, nos empenhemos na importância do diálogo na prática quotidiana. Sugerem ainda que estejamos presentes como uma pessoa inteira, humana e viva, e não apenas como um profissional neutro que aplica um determinado método. Ao dar sentido a isto em relação à enfermeira, ela estava a afirmar claramente a sua compreensão do que é necessário no ambiente, embora infelizmente em falta, quando disse que "as pessoas deviam realmente sentar-se e avaliar-se a si próprias, bem como em conjunto com o seu supervisor e o seu chefe de enfermaria, e identificar as suas necessidades de formação, as áreas que precisam de melhorar e o seu desenvolvimento pessoal, para que possam também partilhar essa informação e supervisionar outros enfermeiros na enfermaria". Pensando bem, parece que esta enfermeira estava em contacto com o que é necessário para formar uma comunidade de prática e estava a debater-se com os próximos passos ou com a forma de prosseguir na área clínica. No episódio, esta enfermeira, que é uma enfermeira qualificada muito experiente, partilhou os seus pontos de vista sobre a importância da supervisão clínica, que tinham muitas semelhanças com os da enfermeira anterior, que também era uma enfermeira qualificada com menos experiência. No exemplo que se segue, a enfermeira 9 é uma enfermeira gestora sénior que trabalha numa enfermaria de saúde mental aguda. Tem vinte e cinco anos de experiência de trabalho em várias enfermarias de saúde mental.

(Episódio/Exemplar Número 17)

> **Enfermeiro 9: Sim, a supervisão clínica é obviamente muito importante, porque a supervisão clínica permite que todos nós aprendamos e, especialmente na enfermagem, as coisas mudam, seja o que for que aprendemos durante os três anos de formação, depois vamos para a enfermaria e as coisas mudam, há uma investigação atual que revela que se estivermos a utilizar um medicamento há alguns anos, quando voltamos há algo melhor do que o que estávamos a utilizar anteriormente, por isso a supervisão clínica e a aprendizagem ao longo da vida são muito importantes.**
>
> **Cherrie: Certo, quais são as vossas opiniões sobre o que cria um ambiente de aprendizagem?**
>
> **Enfermeiro 9: Mais uma vez, tem de partir de nós próprios e da nossa motivação, se queremos aprender ou se queremos apenas ser felizes durante os últimos dez anos sem qualquer mudança, mas a supervisão clínica permite-nos refletir sobre a nossa prática, ver como podemos melhorar e se, mais uma vez, isso tem a ver com o facto de termos feito algo, como podemos melhorar e como podemos fazê-lo melhor da próxima vez.**
>
> **Cherrie: Certo...**
>
> **Enfermeiro 9: E tem a ver com o facto de haver estudantes de enfermagem na enfermaria.**
>
> **Cherrie:...**
>
> **Enfermeiro 9: O facto de ter médicos estagiários cria, por si só, um ambiente de aprendizagem, porque as novas pessoas que entram aprendem com elas e também as ensinam.**
>
> **Cherrie: Isto parece-me muito bom.**
>
> **Enfermeira 9: Sim,**

A enfermeira 9, por outro lado, parece ter uma noção das responsabilidades partilhadas na supervisão e parece mais capaz de aceder à supervisão, que se torna um espaço de aprendizagem para o seu desenvolvimento. As ideias da enfermeira 9 sobre a supervisão aguçaram a minha curiosidade quanto à desigualdade que, por vezes, se verifica no acesso à supervisão, o que pode ter impacto no facto de os enfermeiros ficarem presos na fase de principiante do desenvolvimento da sua prática, enquanto a enfermeira para quem a supervisão é um recurso acessível pode passar com muita facilidade para uma fase de especialista do desenvolvimento da sua prática. Fiquei impressionada com os recursos que são oferecidos para criar possibilidades em vez de constrangimentos. Em seguida, partilharei explorações sobre comunidades com recursos e o diálogo.

Comunidade de recursos: o diálogo e a sua utilidade para a prática

O que é uma comunidade com recursos? O que é que é dialógico? Shotter (2005a), Seikkula e Arnkil (2006) e Bertrando (2007) convidam-nos a refletir sobre o que significa ser dialógico. Neste artigo, exploro o que uma comunidade com recursos e ser dialógico podem significar para os enfermeiros psiquiátricos que trabalham no âmbito desta complexidade da prestação de cuidados.

(Episódio/Exemplar Número 18)

Cherrie: Que áreas do ambiente clínico considera úteis?

Enfermeiro 13: (pausa) para ser sincero, sou uma pessoa que está mesmo em todo o lado (pausa) ... Suponho que se trata de implementar as intervenções de enfermagem e, no final do dia, avaliar o que se conseguiu realmente em termos de avaliação e progresso dos cuidados do doente.

Cherrie: Certo, então achou isso um pouco útil e acha que tem tempo para o fazer?

Enfermeiro 13: Sim, normalmente, quando nos sentamos para fazer as nossas notas de cuidados no final do turno, já tivemos o nosso encontro individual com os doentes e, se tivermos passado por um padrão de turnos durante a semana, podemos reavaliar e ver se houve algum progresso nos cuidados prestados aos doentes.

Cherrie:...

Enfermeira 13: E como foi útil.

Cherrie: Então essa área, a de estar com o seu doente, é útil para si?

Enfermeiro 13: Sim, e sessões individuais com os meus doentes para saber exatamente do que precisam e qual a melhor forma de os ajudar. Sinto sempre que é uma abordagem centrada no doente e que eles são os mestres dos seus cuidados. Por isso, se me puder sentar com eles e estar num ambiente em que eles me possam dizer exatamente o que tenho de fazer para os ajudar.

Cherrie: E acha que tem tempo para o fazer? Disse há pouco que no final do turno, quando há um padrão regular de turnos, pode ser capaz de avaliar o seu progresso.

Enfermeiro 13: Infelizmente, isto não acontece em todos os turnos, porque há alguns turnos em que a atividade é muito intensa, intensa no sentido de que há alguns doentes muito doentes e há dias em que a enfermaria é quase um caos... Há dias em que a enfermaria é um verdadeiro caos, em que se tenta conter os doentes na enfermaria, em vez de os envolver em intervenções significativas numa base individual.

Reflectindo sobre o motivo pelo qual estava a perguntar à enfermeira se ela tinha tempo para prestar cuidados, estava presa no modelo mental da organização, organizando a enfermeira e, por conseguinte, não haveria tempo para apreciar muito a prestação de cuidados. Estava à espera que a enfermeira dissesse que não tinha tempo para realizar essas tarefas. Aqui, a enfermeira fala sobre a forma como cria um espaço de reflexão quando está de turno. Foi clara ao afirmar que, no final do turno, iria procurar saber como é que os outros enfermeiros sentiam que o turno tinha corrido. A enfermeira conseguiu refletir sobre a sua prática e foi capaz de afirmar com clareza que o que lhe dava satisfação no seu trabalho era cuidar dos doentes. Benner (1989) fala da necessidade de ser capaz de percorrer esse caminho com o doente, tendo em conta todos os aspectos do doente e tratando-o em primeiro lugar como uma pessoa.

Benner (1984) convida-nos a refletir sobre a nossa prática enquanto enfermeiros. Convida-nos a considerar a necessidade de orientar e apoiar tanto os enfermeiros especialistas como os principiantes. Benner fala da transição do profissional principiante para o especialista. Sugere que o enfermeiro perito percepciona uma situação como um todo, utiliza situações concretas passadas como paradigmas e é capaz de se dirigir à fonte exacta das preocupações sem desperdiçar a consideração de um grande número de opções irrelevantes. Neste ponto, pretendo recordar ao leitor os níveis de especialização que os enfermeiros experientes detêm em comparação com os enfermeiros menos experientes, e a forma como o ambiente clínico se pode tornar um ambiente de aprendizagem para ambos.

(Episódio/Exemplar Número 19)

> **Neste ponto, pergunto à enfermeira 9 que áreas do ambiente clínico considerou úteis e qual foi a parte mais útil do ambiente clínico? A Enfermeira 9 respondeu dizendo que achava que as pessoas gostavam mais do ambiente, e continuou explicando que tinha duas funções, uma de gestão e outra de cuidar dos doentes. A Enf.ª 9 disse: "O ambiente clínico é o que eu mais gosto, porque é o tempo que passo com os doentes, a conversar com eles, a medicar, a estar envolvida, a fazer coisas como a ronda da enfermaria, por isso prefiro mais o ambiente clínico". Fiquei curiosa e perguntei à enfermeira 9 o que é que ela diria que a mantém a prestar os dois tipos de cuidados e porque é que o faz? Perguntei à enfermeira 9 se, no meu entender, enquanto gestora, não tinha necessariamente de administrar medicamentos e estar com os doentes, e se podia simplesmente decidir que gostaria de fazer coisas de gestão? A enfermeira 9 respondeu e disse: "Não, não". Perguntei-lhe então o que a levava a querer fazer esses outros aspectos, como os clínicos. A sua resposta foi que tinha uma opinião e que achava que, como gestora, se está a gerir pessoas que são enfermeiros, também precisa de ter esse conhecimento para poder fazer medicação. Partilhou comigo uma história prática em que a enfermaria tinha um carrinho novo e ela quis ir ver como era e aprender a utilizá-lo para poder administrar a medicação, de modo a que, quando perguntasse à enfermeira com quem está a supervisionar se o carrinho era bom e se era mais rápido ou mais eficaz.**

Uma reflexão que tive foi que este tipo de práticas faz com que o ambiente clínico seja um ambiente onde a aprendizagem através da prática pode ter lugar. A enfermeira 9 continuou a partilhar a sua satisfação com a área clínica e o facto de se sentir confortável em ambos os papéis de gestora e enfermeira. Continuou dizendo que:

Não se pode optar por dizer "bem, estou apenas a fazer a parte da gestão ou estou apenas a fazer a parte clínica, é preciso fazer ambas".

Perguntei-lhe se achava que, ao trabalhar com competência em ambas as funções, estava a ser um modelo para os enfermeiros.

A resposta da enfermeira 9 foi: "Sim, e também penso que trabalhar ao lado dos enfermeiros e fazer turnos com eles e fazer observações, e se eu trabalhasse com enfermeiros do banco por vezes a fazer observações e quando passo algum tempo a falar com os doentes, e os enfermeiros do banco vissem uma enfermeira qualificada a fazer observações contínuas e a envolver o doente em actividades e a falar com o doente, então poderiam dizer ok, é assim que as observações são feitas e então ela fá-lo-ia, é também como um modelo a seguir".

Continuámos a nossa conversa e eu perguntei-lhe qual era a sua opinião sobre o facto de o ambiente clínico ser um ambiente de aprendizagem quando há um incidente grave.

Enfermeiro 9: Quando temos um incidente desagradável grave, o pessoal sente que, oh meu Deus, falhámos, toda a gente fica bastante stressada, é muito ansioso, mas, mais uma vez, não despedimos ninguém, não disciplinámos ninguém quando há um incidente desagradável por má conduta grave, por isso não o fizemos, qualquer incidente, sabe, não se faz como se não tivesse acontecido, temos sempre de nos questionar sobre o porquê de isto ter acontecido e fazemos sempre uma autópsia na nossa cabeça sobre o porquê de isto ter acontecido, o que poderíamos ter feito de diferente, questionamo-nos sempre sobre como poderíamos ter evitado isto, como podemos impedir que isto volte a acontecer.

Cherrie: Então, está sempre a refletir com a sua equipa?

Enfermeira 9: Sim, estamos sempre a refletir, e se temos um relatório de sete dias para fazer, reflectimos, e ontem tínhamos um relatório de sete dias para fazer e uma das coisas que surgiu foi que nós, foi uma coisa muito simples, porque esta doente estava a recusar-se a tomar a sua medicação PRN e porque a doente se estava a recusar e não há nenhum lugar na prescrição para escrever que ela se está a recusar a tomar a sua PRN, não há nenhum lugar para escrever um código para a recusa, digamos 1, 2 ou 3, mas se não escrevermos isso na nossa entrada clínica, não há registo disso para dizer que a doente estava perturbada e recusava a medicação, por isso a doente fugiu, mas agora não há forma de voltar atrás e verificar se foi oferecida PRN à doente e se esta recusou, porque não havia nenhuma entrada nas notas de cuidados, por isso essa é uma das coisas simples que, e depois dissemos oh meu Deus, sim, por isso agora temos de nos certificar e escrever uma entrada sempre que foi

oferecida PRN à doente e esta recusou, temos de documentar isso.

Cherrie: Então, diria que a documentação e a manutenção de registos são úteis para que o ambiente seja um ambiente de aprendizagem.

Enfermeiro 9: Sim, sim, muito útil, porque se não tivermos a documentação e os registos adequados, como é que voltamos atrás e verificamos se oferecemos ou não a medicação PRN a este doente? Isso foi algo que saiu ontem do nosso relatório de sete dias.

Uma das muitas reflexões que tive foi o facto de esta enfermeira ser muito experiente e ter começado a sua carreira de enfermagem como assistente de cuidados de saúde, percorrendo o seu caminho através da hierarquia de enfermagem até se tornar enfermeira gestora. O seu sentido de reflexão e aprendizagem era algo com que parecia estar ligada de uma forma que convidava a sua equipa a participar no processo de reflexão sobre e na prática. Fiquei impressionada com as capacidades desta enfermeira para criar estruturas que salvaguardassem os doentes e os enfermeiros pelos quais era responsável. Um conceito teórico que contribuiu para a minha compreensão foram as ideias de Benner (1984) sobre como se tornar um profissional especializado. No âmbito deste conceito, Benner fala da enfermeira perita que vê a situação como um todo, onde ela

utiliza casos clínicos concretos do passado para chegar à posição que é necessário tomar, sem considerar um grande número de passos que seriam escolhas irrelevantes, quando confrontada com situações clínicas em que são necessárias escolhas difíceis e que salvam vidas. Aqui a enfermeira fala da sua capacidade de refletir e da forma como a equipa se envolve no processo de reflexão, com o objetivo de que esta situação não se repita no futuro. Outro conceito teórico foram as ideias de Oliver (2005) sobre reflexividade, em que esta enfermeira partilha com a sua equipa a sua capacidade de refletir e de se responsabilizar pelas suas escolhas, tomando medidas que contribuíram para o processo de boas práticas. No episódio/exemplo abaixo, o tema das opiniões da enfermeira sobre o ambiente clínico continua. **(Episódio/Exemplo Número 20)**

Neste caso, pergunto à enfermeira o que pensa do ambiente clínico:

Cherrie: Sim, sim, e ter um ambiente de ensino, parece-me que é um ambiente de ensino que tem, muito parecido com um ambiente de ensino-aprendizagem?

Enfermeiro 9: Sim, sim, porque ensinar não é só ir e fazer cursos, e fazer um curso, ensinar não é só como quando se está a ter uma supervisão clínica de um para um, é contínuo.

Cherrie: O vosso ambiente parece-me bastante bom (fiz uma pausa de 2 minutos porque alguém veio à sala onde estávamos a fazer a entrevista pedindo informações sobre uma avaliação/reunião para um doente ....)

A enfermeira 9 pergunta se "é para mim"? Respondi-lhe que era para nós as duas e que se tratava de uma reunião para um dos seus doentes, e que eu tinha delegado a tarefa da avaliação. Perguntei à Enfermeira 9 quais eram as suas ideias/opiniões sobre a aprendizagem

num ambiente clínico tão atarefado, como acabámos de testemunhar? Prossegui dizendo que, com tanta coisa a acontecer ao mesmo tempo, é um bom exemplo disso. A Enfermeira 9 respondeu: "Sim, sim, podemos planear e organizar as coisas o quanto quisermos, mas há sempre a questão clínica, os cuidados clínicos do doente estão em primeiro lugar. E começou a dar-me um exemplo da natureza da azáfama da enfermaria. Temos uma sessão de ensino e temos de a cancelar porque surgem outras coisas quando estamos a lidar com pessoas. A reunião não estava planeada para hoje; recebi uma mensagem ontem a dizer que havia uma reunião hoje às 13 horas na enfermaria, por isso podem ver como é difícil".

Cherrie: Se eu perguntasse ao seu supervisor clínico o que é que ele teria a dizer se estivesse aqui e ouvisse a nossa conversa até agora nesta entrevista? O que é que acha que ele diria?

Enfermeiro 9: Gostaria de pensar que o supervisor concordaria comigo que os enfermeiros precisam de tempo para refletir sobre a prática diária. O meu supervisor concordaria que a supervisão clínica é muito importante e concordaria que, se não tivermos feedback sobre o nosso desempenho, como é que podemos melhorar? Se ninguém lhe disser que não está a fazer isto bem e que, para a próxima vez, pode fazê-lo desta forma, porque se ninguém lhe disser, pensará que a minha ideia é a melhor.

Cherrie: Que é a norma?

Enfermeiro 9: Sim, sem se aperceber de que não é a norma. Percebo que a supervisão é muito importante e tenho a certeza de que o meu supervisor diria que a supervisão é importante para permitir que as pessoas se sintam confiantes na sua prática, se tornem mais eficientes e melhorem. Melhoramos com a experiência, mas também melhoramos quando as pessoas nos dão feedback sobre o nosso desempenho, não é verdade?

Cherrie: E se eu perguntasse aos seus colegas o que é que eles notaram em relação às suas capacidades para exercer a sua atividade em ambiente clínico, o que é que acha que eles diriam?

Enfermeiro 9: Espero que digam que as minhas capacidades clínicas são bastante eficientes. Espero que digam que me vêem como um bom modelo, um bom professor, mas é preciso perguntar-lhes ....(risos)...

Cherrie: Então acha que são essas as coisas que eles diriam?

Enfermeiro 9: Sim, sim, espero que também digam que os apoio e que percebam que, se as coisas não estiverem bem, ajudarei a corrigi-las e a encontrar formas de fazer as coisas corretamente.

Após reflexão, o que me chamou a atenção foi a capacidade da enfermeira 9 de refletir sobre a sua prática de modo a trazer à tona práticas-chave como a de ser um modelo para os enfermeiros tanto do SNS como das agências que forneciam enfermeiros numa base ad-hoc. Esta enfermeira foi capaz de para se basear nas suas experiências de enfermeira numa unidade de internamento psiquiátrico de agudos; ela sabia o que significava o nível de envolvimento pormenorizado para que os cuidados fossem de boa qualidade. O exemplo do seu envolvimento no processo de aprendizagem com o novo carrinho de medicação põe em evidência a sua capacidade de definir critérios para avaliar os enfermeiros pelos quais é responsável, uma vez que, com os seus critérios definidos, pode avaliar a adequação da prática dos enfermeiros ao utilizarem este carrinho de medicação. Fiquei curiosa ao refletir sobre a capacidade e competência da enfermeira, que partilhava a sua paixão de que "os cuidados dos doentes estavam em primeiro lugar". Gostaria de acrescentar que isto parecia ser feito à custa de mais formação e desenvolvimento. Uma vez que esta enfermeira tinha uma experiência tão rica para partilhar, a formação e o desenvolvimento adicionais pareciam não ser tão importantes, pois ela sentia que tinha os conhecimentos necessários para prestar os melhores cuidados aos seus doentes. Na minha opinião, isto poderia fazer com que os enfermeiros não se mantivessem actualizados em relação às práticas actuais e, consequentemente, não prestassem os cuidados de que o doente necessitava. Em vez disso, os cuidados prestados ao doente podem tornar-se indiferentes, uma vez que o nível de especialização contínua terminará se a formação e o desenvolvimento deixarem de existir ou existirem de forma tão parcial que os cuidados deixem de ser cuidados. A supervisão constituía uma parte regular das suas preocupações, uma vez que ela as valorizava de uma forma esperançosa para que a aprendizagem se desenvolvesse. O pensamento de Shotter (2006) sobre a presença (withness thinking), em oposição ao pensamento sobre a questão (aboutness thinking), em que ele nos convida a pensar sobre o que significa estar dentro de um diálogo, foram conceitos teóricos que considerei ferramentas úteis para me ajudar a expressar a minha compreensão do que a enfermeira estava a partilhar comigo e como eu a estava a compreender e a dar sentido ao nosso diálogo.

Também senti que a enfermeira estava a exprimir o seu sentido de competência de uma forma que os novos conhecimentos pareciam difíceis de penetrar. Um conceito teórico que me ajudou a dar sentido à transcrição foi a ideia de Senge (2005) de ver a partir de dentro, em que ele sugere que, à medida que nos movemos dentro de uma organização, podemos aprender mais sobre a cultura organizacional através de uma observação cuidadosa e de observações reflexivas dos participantes do que lendo a missão da organização ou as declarações de valores. E prossegue dizendo que, ao fazê-lo, podemos começar a desenvolver a capacidade de ver a partir do interior de toda a organização em que trabalhamos e vivemos. Convida-nos a mergulhar no processo de ativação da nossa imaginação e a aplicá-la em diferentes sessões de trabalho. Isto, segundo ele, permitir-nos-ia começar a sentir a cultura da organização como um fenómeno vivo, em que as particularidades concretas da reunião em que participamos se tornariam encarnações deste processo vivo. Entendo que isto significa que Senge estava, de facto, a falar daquilo a que Shotter (2006) chama "withness thinking", ou seja, estar no momento a experimentar com a enfermeira enquanto ela partilhava as suas histórias. A minha reflexão sobre os pontos de vista da enfermeira foi uma reflexão em que senti que a enfermeira estava dentro da sua organização e me convidou a fazer parte da organização de uma forma que eu nunca tinha tido o privilégio de estar antes. Aqui estava eu, como enfermeira e gestora, e esta enfermeira partilhava livremente comigo as suas opiniões sobre a forma como o ambiente se poderia tornar uma comunidade de prática com recursos, onde o diálogo flui livremente de tal forma que as práticas se tornam mais claras. O conceito teórico de Shorter (2006) de "withness thinking" deu-me um vocabulário que me permite partilhar com os leitores os meus conhecimentos sobre a análise da conversa com esta enfermeira.

Vou agora explorar o que parece ser a falta de tempo para cuidar e refletir sobre a sua prática, a que os enfermeiros chamam "tempo protegido". No decurso das minhas entrevistas com enfermeiros psiquiátricos, surgiram muitas histórias sobre a falta de tempo para prestar cuidados de enfermagem básicos, como passar tempo com os doentes para ouvir e validar as suas preocupações. Passar tempo com o doente de uma forma significativa parece ser limitado devido às pressões e exigências dos outros em relação ao seu tempo. Os cuidados básicos tornam-se um esforço, uma vez que o tempo dos enfermeiros fica limitado à formulação de planos de cuidados com o doente. Utilizarei aqui exemplos de enfermeiros para iluminar as suas preocupações e explorar quando há tempo para cuidar, o quanto isso é apreciado por todos.

(Episódio/Exemplar Número 21)

> **Cherrie: O que é que acha que deve acontecer para que as vozes dos enfermeiros sejam ouvidas, por exemplo, numa situação em que se sabe que é uma situação perigosa, mas foi-lhe dito que tem de fazer o que lhe é pedido por um superior hierárquico? O que é que acha que poderia fazer a diferença?**
>
> **Enfermeiro 10: Da forma como as coisas estão, penso que nunca irão mudar ou que irão esperar até que algo corra terrivelmente mal. Penso que deveríamos ser ouvidos e que as pessoas que tomam estas decisões deveriam vir trabalhar nas enfermarias para verem exatamente como é, é como uma coisa de duas mãos; por um lado, dizem que não estão a atingir estes objectivos e dizem que não estão a preencher os questionários "dê a sua opinião" e que não estamos a passar tempo de qualidade com os doentes e, por outro lado, há pressão para aceitarmos cada vez mais doentes, o que penso ....(pausa)...**
>
> **Cherrie: Estou a tentar perceber o que é mais e mais e o que é que isso significa? É mais e mais por menos? Porque parece que tem cada vez mais doentes mas menos pessoal para fazer o trabalho, parece?**
>
> **Enfermeiro 10: Sim, e mesmo que tenhamos uma enfermaria muito ocupada, a situação tende a variar, porque às vezes podemos ter uma enfermaria cheia, mas os doentes estão instalados e é bastante pacífico e as coisas estão bem, e outras vezes a mistura está errada e sabemos que é um pouco volátil e que temos doentes de alto risco.**
>
> **Cherrie: Então, com base na sua experiência como enfermeira qualificada, o que diria que é um bom número de doentes para ter numa área clínica numa determinada altura, em termos de enfermarias de agudos?**
>
> **Enfermeiro 10: Penso que ... (pausa) ... provavelmente um máximo de talvez quinze numa enfermaria com o mesmo rácio de pessoal que temos agora.**

Ao refletir sobre esta conversa com a enfermeira, fiquei impressionada com a sua preocupação de que "as coisas" teriam de correr terrivelmente mal para que alguém com autoridade interviesse, uma vez que a natureza do ambiente da enfermaria parece quase demasiado movimentada para que sejam prestados cuidados adequados aos doentes. Também fiquei impressionada com as preocupações que esta enfermeira partilhou em relação às expectativas dos outros em relação à quantidade de tarefas/deveres que se espera que desempenhem, num ambiente em que os doentes são por vezes voláteis e, consequentemente, de alto risco. Fiquei curiosa acerca das responsabilidades colocadas aos enfermeiros que têm de cuidar de doentes de alto risco num contexto de menos recursos para realizar estas tarefas de enfermagem. Também fiquei curiosa com os diferentes diagnósticos dos doentes que se encontram na mesma enfermaria e perguntei-me se a existência de uma enfermaria onde toda a população de doentes apresenta o mesmo tipo de problemas de saúde mental seria uma forma útil de prestar cuidados. Outra preocupação da enfermeira que me chamou a atenção foi o facto de sentirem que lhes era dito que fizessem muitas coisas que, por vezes, contradiziam outros aspectos da prestação de cuidados e a sugestão da enfermeira de que esses outros não sabiam o que se passava nas áreas clínicas e, por conseguinte, não tinham a

conhecimentos para tomar estas decisões. Na sequência desta conversa com a enfermeira e de outras conversas com enfermeiros durante este processo de investigação, convidei a equipa multidisciplinar (MDT) a participar no trabalho da enfermaria, de modo a permitir uma experiência dos encontros clínicos diários com que os enfermeiros são confrontados, para que se possa obter uma melhor compreensão. Uma reflexão que tive foi a falta de vozes no seio da enfermagem e a forma como os enfermeiros poderiam começar a dar este feedback à direção, de modo a obter o seu apoio.

(Episódio/Exemplar Número 22a)

Enfermeiro 10: E, obviamente, há ainda o tempo de proteção.

Cherrie: Tempo protegido?

Enfermeiro 10: Esperemos que seja tão fantástico que provavelmente não precisaremos dele, o que significa menos tempo a fazer toda esta monitorização.

Cherrie: Que tipo de controlo está a fazer neste momento?

Enfermeiro 10: Fazendo-lhes as perguntas da Equipa de Ambiente do Doente (PET), e eu tenho um problema com elas. Penso que vamos criar um problema, porque se estivermos sempre a perguntar a uma pessoa, repetidamente e em todas as oportunidades, se ela se sente segura na enfermaria, ela começará a pensar: porque não hei-de eu sentir-me?

Cherrie:...

A enfermeira 10:1 considera que são contraproducentes.

Cherrie: Quantas vezes é que tem de fazer estas perguntas?

Enfermeiro 10: Todos os turnos.

Cherrie:...

Enfermeiro 10: Ou talvez uma vez por turno, mas...

Cherrie: Continua a ser uma vez por dia?

Enfermeiro 10: E por vezes mais do que isso.

Não explorámos mais este conceito de tempo protegido, mas falámos antes da natureza atarefada da enfermaria e do impacto que isso estava a ter nos cuidados de enfermagem. Reflectindo sobre o assunto, a enfermeira falou indiretamente comigo sobre a necessidade de tempo para refletir, o que lhe estava a ser difícil de conseguir. A enfermeira estava preocupada com a tarefa que lhe era pedida e considerou que havia potencial para níveis elevados de provocação de ansiedade, uma vez que os próprios doentes mostravam alguma preocupação quando lhes era perguntado regularmente se se sentiam ou não seguros na enfermaria. Esta forma de trabalhar enquadra-se na forma como funcionam os processos de gestão, em que não existem formas específicas de gerir os cuidados, como acontece com a gestão de uma fábrica de automóveis, por exemplo. Este facto pode comprometer fortemente a autonomia dos enfermeiros e a sua qualidade de cuidados. Taptiklis (2008) fala sobre o gerencialismo como tendo pontos de vista que assumem um mundo não-humano, e elabora ainda que o gerencialismo desenvolve modelos e prescreve soluções apenas em termos do seu próprio artifício. Além disso, a gestão torna-se a necessidade de controlar a organização, tanto quanto possível, até às suas mais ínfimas interações. Taptiklis (2008) sugere que a gestão tem de ser reformulada como uma prática, um ofício, no qual os desafios dos serviços e o apoio dos profissionais podem ser continuamente articulados, reflectidos e aperfeiçoados. Segundo ele, isto teria o impacto de alcançar um profissionalismo profundo, em vez de o fazer como atualmente, que é simplesmente como um acelerador do processo burocrático.

(Episódio/Exemplar Número 22b)

Cherrie: Onde é que arranja tempo para fazer isso? Porque temos de nos sentar com eles a dada altura, porque estava a pensar que a enfermaria está tão ocupada e...

Enfermeiro 10: Sim, qualquer pessoa que esteja disponível, as pessoas deslocam-se com a máquina para o fazer e depois há também os questionários "have you say".

Cherrie: Por isso, seria necessário menos tempo para fazer esta monitorização, porque o produto será tão bom que falará por si.

Enfermeiro 10: Sim, sim.

Cherrie: Então o ambiente da enfermaria falará por si só da sua segurança?

Enfermeiro 10: Sim, sim, acho que sim... (pausa)

Enfermeiro 10: Penso que os enfermeiros deveriam ter muito mais acesso à informação ou que esta deveria ser mais acessível, não só eu, como acabei de descobrir a biblioteca e penso que os estudantes de enfermagem são muito bons e procurarão informação se lhes falarmos da intranet, o que é bom para a intranet, para podermos encontrar coisas, recursos que sejam seguros de utilizar.

Cherrie: Então, apontava-lhes essa direção?

Enfermeiro 10: Sim, e utilizar as coisas com eles e sempre, penso que especialmente com os HCAs, gosto muito de fazer os seus NVQs com eles e penso que devia haver mais avaliadores na enfermaria, porque penso que isso mantém toda a gente familiarizada com as políticas e as coisas e, por vezes, as coisas que por vezes tomamos como garantidas, questionamo-nos porque é que fazemos isto desta forma ou se o estou a fazer da forma correta.

Neste caso, a enfermeira parece ter aproveitado as possibilidades que podem fazer a diferença no ambiente clínico, uma vez que partilhou a necessidade de acesso à aprendizagem ao questionar a sua própria aprendizagem. Partilhou como descobriu que o acesso à informação é uma parte importante da aprendizagem. Também partilhou a sua formação e aprendizagem ao participar no ensino de assistentes de cuidados de saúde e estudantes de enfermagem. A enfermeira falou sobre a necessidade de conhecer as políticas da organização para que o seu conhecimento pudesse ser um conhecimento informado.

Regras, cultura, práticas, o que são?

Durante a exploração de exemplos retirados de enfermeiros psiquiátricos que trabalham com estas complexidades, as regras, a cultura e as práticas foram trazidas para primeiro plano, uma vez que os cuidados são prestados nas enfermarias de saúde mental em regime de internamento. Basear-me-ei em vários teóricos do quadro construcionista social para explorar estes aspectos tal como são contados pelos enfermeiros.

(Episódio/Exemplar Número 23a)

Enfermeira 10:1 Penso que, voltando ao início, acho que é correto ter essa cultura de .... e pensei em quando temos (pausa) ... temos por vezes reflexões e por vezes sinto que isso não é muito produtivo. Podemos falar de um incidente e não há ninguém que diga porque não consultar a política e ler o que diz e o que esta política significa para nós e como a utilizamos, coisas desse género, por isso não é contínuo..., pessoas que fazem apresentações sobre qualquer coisa como a Danzapina e o registo. Há muitas questões que surgem ao longo do dia ou ao longo de uma semana.

Cherrie: Então o que é que acontece nas reuniões de reflexão?

O enfermeiro 10:1 pode dizer que são normalmente muito negativos

Cherrie:...

Enfermeiro 10: Não estão muito concentrados e penso que ninguém retira daí nada de proveitoso.

Cherrie: Depois das reflexões, elaboraria um plano de ação?

Enfermeiro 10: Sim, sim,

Cherrie: A sério?

Enfermeiro 10: Não, bem, suponho que sim, mas limitado.

Cherrie: É utilizado como um ponto de crítica ou como um ponto de aprendizagem?

Enfermeira 10: Culpa e crítica, penso eu.

Cherrie: Então a culpa e a crítica?

Enfermeira 10: (pausa)

As minhas reflexões sobre a forma como a supervisão e a aprendizagem eram realizadas nesta enfermaria foram pontos-chave quando reflecti sobre o nosso diálogo. A enfermeira 10 disse: "Podemos falar de um incidente e não estar lá ninguém

que dissesse porque não consultar a política e ler o que diz e o que esta política significa para nós e como a utilizamos, coisas desse género, para que não seja contínuo.../ a necessidade de ter enfermeiros conhecedores e competentes de serviço parece-me ser um ponto que esta enfermeira estava a defender. A minha sensação foi a de que a supervisão após um incidente era importante, principalmente se o pessoal envolvido no incidente estivesse presente, de modo a poderem ser apoiados pelos seus colegas e a poderem ser criadas aprendizagens partilhadas, em que os enfermeiros com mais experiência partilhassem a forma como geriram um incidente semelhante. Este facto está relacionado com as ideias de Benner (1989) de que a prestação de cuidados é primordial, uma vez que cria as possibilidades de dar e receber ajuda. Como enfermeiros, parece que nem sempre é possível receber cuidados da direção, ou pedir cuidados, uma vez que isso pode ser visto como uma fraqueza da enfermeira para ser competente no seu papel de prestadora de cuidados. Continuámos o nosso diálogo no episódio que se seguiu:

(Episódio/Exemplar Número 23b)

Cherrie: Como é que o substituiria se tivesse uma varinha mágica? Ou como é que o faria?

Enfermeiro 10: Penso que encorajando toda a gente a tentar participar, e se estamos a falar sobre o que correu mal numa observação, então sabe exatamente isso, para que as pessoas tenham realmente informação, pedindo às pessoas que apresentem ou alguém que diga que vou apresentar esta política hoje ou que vou procurar este tipo de tratamento que nos foi pedido para utilizar, por isso é mais (pausa)...

Cherrie: É mais uma espécie de sessão de ensino?

Enfermeira 10: Sim, é mais como ensinar a centrarmo-nos no que devemos fazer de diferente como sendo a coisa mais importante, mas penso que isso se perde.

Cherrie: Então perde-se no meio do que correu mal?

Enfermeiro 10: Sim, e, por vezes, nunca voltamos a visitá-lo, mesmo quando temos um tipo de plano de ação, nem sequer para ver se estamos a trabalhar melhor, por isso também há mais continuidade.

Cherrie: Então, continuidade para a equipa de funcionários?

Esta enfermeira, em reflexão, estava a pedir uma supervisão informal regular na área clínica para que a aprendizagem pudesse ter lugar. Estava também a pedir que a supervisão fosse estruturada com discussões e explorações significativas para que a área clínica se tornasse um ambiente de aprendizagem. Com as suas muitas pausas, a enfermeira parecia estar a mostrar as suas capacidades para refletir as suas preocupações, abrandando os seus processos de pensamento, de modo a tornar-se mais consciente da forma como forma os seus próprios entendimentos e das formas como isso pode influenciar as suas acções. Fiquei impressionada com o seu sentimento de que as enfermarias são uma comunidade de prática onde a aprendizagem de vários tipos se torna o princípio orientador na criação de ambientes de aprendizagem clínica.

Enfermeiro 10: Sim, sim, e talvez essa vontade e também o meu ideal de supervisão de grupo.

Cherrie: Supervisão de grupo? E os cuidados clínicos práticos? Como é que se sente ao trabalhar no ambiente clínico? Acha que as coisas podiam ser feitas de forma diferente? E se sim, como?

Enfermeira 10: (Pausa) ....Acho que fico presa nas enfermarias e não pensamos nisso e

é assim, provavelmente mais áreas onde se pode apenas falar com os utilizadores dos serviços.

Cherrie: Então, mais tempo para os utilizadores do serviço?

Enfermeiro 10: Sim, acho que há ....(pausa) .... muito ....(pausa) recentemente tenho estado

pensar que o respeito e a dignidade é uma questão bastante difícil, mas quando se está numa observação contínua ou de apoio com alguém (pausa)...........

Cherrie: Respeitar a dignidade.

Enfermeiro 10:...e também na enfermaria há uma área comum, não para isolar alguém, mas para o ter noutra área, mas ainda assim sociável, para ter mais lugares.

Cherrie: Mais áreas para estar?

Enfermeiro 10: Sim, sim, mesmo que fosse numa área que não conheço... (pausa)... como num salão de hotel, onde se pode ter pequenas conversas tranquilas com outras pessoas à volta e se está na mesma sala.

Cherrie: Então, com outras pessoas à volta?

Enfermeiro(a) 10: Portanto, não há pequenas áreas onde estou a falar com fulano(a) e toda a gente pode ouvir as vossas conversas. Eu não diria coisas confidenciais, mas apenas.

Fiquei impressionado com a sua opinião sobre a forma como a enfermaria poderia desenvolver formas produtivas de aprendizagem. A enfermeira continuou a partilhar que, por vezes, as reflexões não incluem as pessoas-chave que estavam presentes quando o incidente ocorreu. A enfermeira considera que estas reflexões são normalmente negativas, pouco focadas e não acredita que alguém tire daí qualquer proveito. A enfermeira considerou que a existência de uma estrutura para as reflexões poderia ajudar, assim como o facto de ter sido convidada a participar. A sua opinião sobre a possibilidade de ter sessões de ensino e planos de ação que sejam efetivamente seguidos foi algo que também me impressionou. Também a sua opinião de que a continuidade e a supervisão em grupo seriam úteis para criar uma cultura de prática suscetível de influenciar a prestação de cuidados. Esta enfermeira falou da importância do respeito, da dignidade e do tempo para cuidar dos doentes de forma respeitosa. Fiquei impressionada com a capacidade da enfermeira para refletir sobre a sua prática e identificar o que é necessário para que a prestação de cuidados seja competente e segura. Falou também do valor da supervisão em grupo que, se bem utilizada, pode criar reflexões significativas para os enfermeiros.

Conclusão\Resumo

Durante o período em que trabalhei com enfermeiros psiquiátricos nestas várias unidades de internamento, e no processo de entrevista com os enfermeiros, ao tentar colocar os seus pontos de vista em primeiro plano, consegui extrair algumas conclusões que expressavam os seus pontos de vista e experiências do seu trabalho em unidades de internamento psiquiátrico, e a forma como estar nessa comunidade de prática lhes ofereceu mais oportunidades do que constrangimentos. A exploração de uma comunidade de prática tornou-se um discurso interessante, uma vez que, para mim, uma comunidade de prática continua a ser uma comunidade nunca acabada, que permanece aberta a reflexões, a novos conhecimentos e a novas práticas, em que as velhas práticas são questionadas por todos na comunidade.

As conclusões retiradas das experiências dos enfermeiros são apresentadas em seguida. Estas conclusões estão relacionadas de várias formas com as questões de investigação que me propus investigar. Estas conclusões serão mais exploradas em futuros textos, uma vez que serão feitas ligações a estas e a outras experiências e pontos de vista dos enfermeiros psiquiátricos que trabalham em unidades de internamento.

1. Os enfermeiros estavam conscientes da necessidade de colocar os cuidados dos doentes no centro de tudo o que faziam, oferecendo aos doentes a possibilidade de uma maior escolha e controlo sobre as suas necessidades de cuidados de saúde.

2. Os enfermeiros estavam conscientes das práticas necessárias, no entanto, algures, de alguma forma, tinham-se esquecido de como o fazer sempre, no sentido em que as suas vozes pareciam estar silenciosas quando as suas necessidades precisavam de ser expressas.

3. Durante as entrevistas com os enfermeiros de várias enfermarias de internamento, as competências e capacidades dos enfermeiros estavam bem presentes, mas havia um sentimento comum de que não lhes eram dados os recursos de que necessitavam para realizar o seu trabalho a um nível competente.

4. A utilização, por parte dos enfermeiros, do seu código de conduta para ajudar na prestação de cuidados aos doentes foi um aspeto dos cuidados que se fez notar, com enfermeiros experientes e menos experientes na sua prática.

5. Também foi referido que o diálogo acontece num contexto em que os enfermeiros se sentem apoiados

e em que o episódio de cuidados em que estão envolvidos também é apoiado de uma forma que tem uma abordagem de equipa e uma conjugação engenhosa de competências e capacidades.

6. A falta de espaço ou de espaços de reflexão para os enfermeiros foi também referida.

7. As necessidades expressas pelos enfermeiros no sentido de terem supervisão após um evento ou após a ocorrência de um evento crítico.

8. Nestas unidades de internamento, é necessário um elevado nível de cuidados de enfermagem especializados e uma maior presença da prática de enfermagem especializada.

9. O que faltou foi o conhecimento de que uma comunidade de prática nunca é um processo concluído; pelo contrário, deve ser um processo em desenvolvimento, capaz de trabalhar com complexidades, capaz de desafiar e respeitar os pontos de vista dos outros, trabalhando simultaneamente com equipas que têm um elevado nível de conhecimento especializado, em que a equipa cria um espaço ou espaços para partilhar os seus conhecimentos.

10. A necessidade de frequentar espaços de aprendizagem planeados para que os conhecimentos possam ser partilhados e adquiridos.

11. Ao longo das três áreas que inquiri, que eram as enfermarias de adultos, de adultos e de adolescentes, o que se fez sentir fortemente foi que os enfermeiros psiquiátricos sentiam que precisavam de uma voz dentro da organização e da sua hierarquia de estruturas de equipa nestas enfermarias e que havia um sentimento de que os enfermeiros queriam e, por vezes, precisavam de mais enfermeiros especialistas a trabalhar nas equipas.

12. Estas áreas de cuidados são altamente complexas, difíceis e, por conseguinte, necessitam de um trabalho baseado na investigação, em que as práticas possam ser evidenciadas, para que possam ocorrer níveis mais elevados de aprendizagem. A auto-motivação foi também um fator-chave no processo de aprendizagem partilhado por estes enfermeiros.

13. Os enfermeiros referiram que precisavam de tempo para refletir sobre as suas práticas quotidianas.

14. Os enfermeiros sentiram a necessidade de receber feedback sobre o seu desempenho profissional, uma vez que este era importante para os ajudar a aumentar a sua confiança na sua prática.

15. Os enfermeiros sentem a necessidade de ter tempo protegido para cuidar e refletir.

16. Os enfermeiros partilharam as suas preocupações sobre os diferentes diagnósticos dos pacientes que são tratados na mesma enfermaria e as complexidades que isso acrescenta à sua capacidade de prestar cuidados competentes.

17. Os recursos de que dispunham eram mais escassos para realizar mais tarefas e para lhes permitir proporcionar práticas de cuidado e segurança.

18. A destruição de reflexões negativas quando os enfermeiros são confrontados com dificuldades na

enfermaria, estas reflexões foram descritas como não muito centradas e que estas reflexões foram utilizadas

para a culpabilização e a crítica. As enfermeiras consideraram que a existência de reflexões inclusivas para partilhar informações ajudaria o processo.

19. A necessidade de rever as políticas e os procedimentos e de saber o que se pode ou não fazer quando se trabalha no âmbito da organização.

20. A necessidade de efetuar mudanças no ambiente físico fará a diferença, uma vez que os espaços disponíveis são limitados e não se prestam a uma privacidade ou confidencialidade suficientes dos doentes quando são necessárias sessões individuais.

No capítulo seguinte, exploro algumas das preocupações e inquietações dos enfermeiros psiquiátricos e de mim própria, que foram trazidas para primeiro plano, à medida que lia e relia as transcrições e reflectia sobre a forma como os enfermeiros viam as suas capacidades e o sentido da aprendizagem nas enfermarias psiquiátricas de internamento. Além disso, a minha curiosidade esteve sempre presente quando reflecti sobre as diferentes histórias partilhadas sobre a falta de tempo para refletir, para pensar e, por vezes, para compreender as complexidades que os enfermeiros enfrentavam na prestação diária de cuidados nestas unidades de internamento. Partilharei as minhas reflexões sobre estas questões à medida que me desenvolvi como pessoa, como profissional, como gestora e como investigadora a trabalhar num contexto de saúde.

CAPÍTULO 7

Co-criação de espaços reflexivos para trabalhar: a sua influência nas opiniões e experiências dos enfermeiros psiquiátricos sobre a forma como, por vezes, foram capazes de co-criar espaços reflexivos durante a sua prática em enfermagem psiquiátrica hospitalar

Neste capítulo, exploro alguns conceitos teóricos como ferramentas para compreender as ideias dos enfermeiros que co-criam um espaço no qual podem refletir sobre a sua prática. Basear-me-ei em exemplos em que os enfermeiros partilharam comigo os seus pontos de vista e experiências. Em seguida, partilharei as minhas reflexões sobre os exemplos, estabelecendo ligações com conceitos sistémicos e construcionistas sociais, bem como com autores do campo da gestão e da liderança. Escreverei em fragmentos segmentados, assegurando que as ligações são feitas ao todo. O meu objetivo é escrever sobre **1. Dar sentido aos nossos mundos sociais. 2. Espaços reflexivos. 3. Profissional competente. 4. A junção de práticas que criam um espaço reflexivo. 5. O que é criado quando se está nesse espaço reflexivo?**

1. **Dar sentido aos nossos mundos sociais:** Ao tentar dar sentido às transcrições em que os enfermeiros partilharam muitas histórias sobre os seus pontos de vista e experiências sobre o que cria um ambiente de aprendizagem clínica nas enfermarias psiquiátricas de internamento, comecei também a pensar sobre onde e como surgiram as enfermarias psiquiátricas de internamento e que ligações podem ser feitas com as experiências destes enfermeiros nestas enfermarias. Fiquei curiosa sobre a forma como os enfermeiros que trabalham nas enfermarias psiquiátricas de internamento compreendem e dão sentido às suas tarefas e responsabilidades quando confrontados com falta de pessoal, cortes nos serviços e uma natureza complexa dos cuidados necessários aos seus doentes. Como é que começam a dar sentido, a utilizar as competências e os conhecimentos já existentes e a formar a equipa de especialistas que é necessária? Uma ligação que estabeleci, na tentativa de dar sentido às histórias das enfermeiras e à necessidade fundamental de trabalhar em equipa, foi com Pearce (2007), que sugeriu que dar sentido é tão fundamental para o ser humano como formar matilhas é para os lobos. Sugere ainda que não pode haver significado sem ação e não pode haver ação sem significado; no entanto, estes conceitos podem ser diferenciados e, ao fazê-lo, podemos por vezes reconhecer momentos críticos e tomar decisões sobre a forma de responder ou agir em função dessas decisões. A enfermagem psiquiátrica tem uma história que remonta ao século XVIIth . Um distúrbio psiquiátrico, de acordo com um modelo médico, é uma condição orgânica e psicológica, como as psicoses, as neuroses e os distúrbios de personalidade. No exemplo seguinte, uma enfermeira está a falar comigo de uma forma que me pareceu estar a tentar dar sentido ao seu mundo social e à forma como foi capaz de partilhar o seu mundo social como enfermeira e o seu desejo de criar aprendizagem na sua área clínica. A enfermeira 2 é uma enfermeira psiquiátrica qualificada com dez anos de experiência de trabalho em várias enfermarias psiquiátricas de internamento. Há um ano que trabalha na ala de adolescentes masculinos em regime de internamento. É também enfermeira de clínica geral, com dezassete anos de experiência como enfermeira de clínica geral, trabalhando em várias enfermarias médicas. **Episódio/ Exemplar Número 24 a:**

> **Cherrie: Então, quais são algumas das doenças que apresentam estes doentes/utilizadores de serviços/adolescentes com quem trabalha? O que é que eles apresentam?**

Enfermeira 2: Quando comecei a trabalhar aqui, tínhamos pessoas com esquizofrenia, sabe, os sintomas clássicos e, depois, incorporados, por exemplo, a psicose normalmente devida a substâncias ilícitas, abuso de substâncias e também distúrbios comportamentais de défice de atenção, jovens que têm problemas com a autoridade e não cumprem a medicação quando estão na comunidade; é muito mais do que isso, mas isto é só para citar alguns.

Cherrie: Parece que muitos deles abusam de substâncias ilícitas desde tenra idade.

Enfermeiro 2: É o que parece ser ultimamente.

A minha opinião era que a necessidade de apoio e supervisão para trabalhar nesta área de cuidados era necessária para os enfermeiros, uma vez que parecia haver grandes variações nos cuidados necessários a cada adolescente, para que os cuidados fossem eficazes e fizessem a diferença na vida do jovem. Benner (1989) sugere que a natureza de uma relação de cuidados é central para a maioria das intervenções de enfermagem e que esta depende das capacidades dos enfermeiros para serem flexíveis e diversificados, o que se manifesta no seu envolvimento na situação em causa. No nosso diálogo que se segue, exploramos a supervisão e o apoio que é muito necessário para permitir a reflexão.

Cherrie: Sim, com que frequência é que recebe supervisão clínica? E isso ajuda a criar um ambiente de aprendizagem para si?

Enfermeiro 2: Bem, certo, a supervisão clínica é suposto ser feita de seis em seis semanas, desde que estou aqui, bem, desde que estou na enfermaria D, tive duas e estou aqui há um ano.

Cherrie: Ok, então

Enfermeiro 2: Não é bem assim

Cherrie: Então, podia ter mais, é isso?

Enfermeiro 2: Sim, podia ter mais, sim, sim, mas penso que, bem, não estou a arranjar desculpas nem nada, mas tivemos recentemente uma grande rotatividade de pessoal e a estrutura de chefes de equipa que temos agora está a estabilizar a situação.

Cherrie: O que pensa da supervisão clínica em termos do ambiente clínico? Como é que a vê? Considera-a extremamente necessária? O que pensa sobre ela para tornar o ambiente num ambiente de aprendizagem?

Enfermeiro 2: Isto é importante porque, do ponto de vista clínico, é uma oportunidade para analisar as áreas em que, se uma pessoa sente que não é adepta de determinadas competências clínicas ou informações ou tem lacunas nos seus conhecimentos, é uma oportunidade para resolver esses défices.

Cherrie: Diria que ter supervisão clínica é importante para tornar o ambiente clínico num ambiente de aprendizagem?

Enfermeiro 2: Sim, sim, penso que sim, porque melhora a qualidade dos cuidados que prestamos ao grupo de clientes de que estamos a cuidar, os doentes de que estamos a cuidar.

Esta enfermeira sabia o que era necessário para melhorar os cuidados que prestava aos doentes e sentiu a falta de apoio da sua organização para apoiar plenamente este processo. Sentiu que a possibilidade de prestar melhores cuidados estava à vista, à medida que a equipa começava a adaptar-se à nova estrutura em vigor. Esta enfermeira exprimiu um sentimento de esperança quanto à forma como as coisas poderiam ser num futuro próximo e eu estava curiosa para saber o que a tinha levado a esta posição. Ao ler a transcrição da nossa conversa, a minha curiosidade foi satisfeita, uma vez que esta enfermeira se tinha sentido apoiada pela sua organização no passado recente, tendo sido enviada para vários cursos de formação que iam ao encontro das suas necessidades enquanto enfermeira e estava satisfeita com o resultado. A sensação que tinha da sua organização era que esta iria melhorar à medida que a nova equipa se unisse para criar o seu mundo social em relação aos cuidados e à assistência aos seus doentes. Benner (1984) refere que a enfermeira perita sente dentro de si o que é necessário, o que a situação exige e sabe como responder sem necessidade de um manual que a guie através das suas competências para prestar os cuidados necessários. Esta enfermeira parecia corresponder a esse ideal de enfermeira especialista, compreendendo que o seu papel é um processo de aprendizagem constante para que os seus cuidados se mantenham ao mais alto nível. Continuámos a nossa conversa:

Cherrie: Melhora a qualidade dos cuidados de saúde, por isso, qual é a sua opinião sobre o que cria um ambiente de aprendizagem? O que é que diria?

Enfermeiro 2: Penso que um bom ambiente de aprendizagem deveria ter uma boa mistura de competências do pessoal e também seria bom se o pessoal pudesse dar tutoriais. Não tem de ser um dia longo, pode dar-se uma instrução de meia hora. Em meia hora, escolhe-se um tema e dá-se uma palestra sobre o mesmo; pode preparar-se uma palestra durante a noite e dar uma palestra sobre o mesmo na reunião da manhã. Ou seja, se tivéssemos a nossa reunião matinal, poderíamos fazer uma palestra sobre o assunto. Sei que temos a nossa sessão de terapia dirigida pela U para o pessoal todas as quintas-feiras, penso eu, ou é uma vez por mês?

Cherrie: E o curso de mentores? Como é que isso vai ajudar o ambiente a ser um bom ambiente e um ambiente de aprendizagem?

Enfermeiro 2: Um bom ambiente de aprendizagem, bem, um bom ambiente de aprendizagem para as pessoas, bem, é uma posição muito importante para se ser mentor de alguém, para transmitir e encorajar alguém, uma vez que são os futuros aprendentes do futuro, o que é uma competência e uma posição muito importantes para se estar

Cherrie: Então, a formação de enfermeiros para o futuro

Enfermeiro 2: Sim, é importante formar enfermeiros para o futuro, sim, eles serão os gestores do futuro.

Aqui, esta enfermeira estava a pensar para além das práticas do aqui e do agora, em como a enfermagem no futuro poderia/deveria ser, ela estava a ter uma visão do futuro onde as enfermeiras que têm uma boa tutoria prestarão melhores cuidados. O sentido que ela tinha da sua própria tutoria era algo que transparecia nas suas expressões. Reflectindo sobre o assunto, estabeleci ligações com as ideias de Bernstein (1983) sobre um horizonte como não sendo um horizonte fechado, mas algo que é aberto, um horizonte onde podemos olhar para a distância e ver não só o que está mais próximo de nós, mas também ver para além dele. O autor sugere que um horizonte é algo para o qual nos movemos e que também nos move. Continuámos enquanto ela partilhava comigo as suas opiniões e experiências sobre o que, para ela, cria aprendizagem no ambiente clínico.

Enfermeiro 2: Penso que uma boa estrutura de equipa ajuda, pois podemos aprender com os outros colegas, coisas que eu faria de uma certa forma, se vir um colega que (pausa) toma como modelo, alguém que faz as coisas de outra forma que eu considero melhor do que eu faria, então discutiria com ele e tiraria uma página do seu livro e usaria isso.

Cherrie: Então, como é que diria que alcançou a sua aprendizagem? Como é que diria isto?

Enfermeiro 2: Aprender com os meus pares, sim, são os meus pares, os meus iguais

Cherrie: Então, aprendendo com os colegas e tirando uma folha dos seus livros, como diria

Enfermeiro 2: Sim, sim, assumir um modelo, um modelo, como a direção, alguém que diga como B, posso mencionar nomes?

Cherrie: Sim, se assim o desejar

Enfermeira 2: Bem, quando vim para cá pela primeira vez, a B era chefe de equipa e aprendi bastantes coisas boas com ela, em particular a disciplina, o respeito por si próprio e os limites e como falar com os jovens de uma forma que não os faça sentir ameaçados, mesmo quando vi a forma como ela lida com a agressão, ela consegue levá-los a pensar: "Fizeste este ato de violência, para ser específico, partiste o ecrã da televisão, como é que pensaste, como é que isso te beneficiou?... e eles faziam-no e depois é como se aquilo a que chamamos na Terapia Comportamental Dialética {DBT) o, esqueci-me do nome que lhe dão agora, é como aquilo a que chamamos uma análise em cadeia .... e decompô-lo um a um .... Vejo a forma como ela faz isto e consegue que eles se acalmem, o que eles fazem, e depois apercebem-se da parvoíce que fizeram, desejam não o ter feito e agora podem aperceber-se

Cherrie: Então, para si, é isso que torna o ambiente num ambiente de aprendizagem?

Enfermeiro 2: Bem, a forma como fala com as pessoas

Cherrie: Sim, sim

Enfermeiro 2: Bem, a forma como fala com as pessoas e aborda certos actos de agressão

Cherrie: Sim, sim, parece que aprendeu muito com B

Enfermeiro 2: Sim, como eu disse, ela era ah... sinto a falta dela de certa forma, mesmo quando tínhamos supervisão e informalmente ela era uma boa mentora nesse sentido.

O facto de ter um bom mentor era algo que esta enfermeira valorizava, pois parecia ter contribuído para a sua confiança e para o desenvolvimento das suas práticas. Reflectindo, reparei nas capacidades desta enfermeira para refletir, parar e pensar sobre o que precisava de praticar, para cuidar dos seus doentes, o que, com base na sua experiência, seria de valor para outros enfermeiros, e a sua visão para o aqui e agora e também para o futuro. Baseei-me nas ideias de Senge (1999) sobre a visão partilhada como algo enraizado no conjunto de valores, preocupações e aspirações de um indivíduo. Senge referiu-se ao facto de os cuidados genuínos serem uma visão partilhada que está enraizada nas visões pessoais. Gostaria agora de me debruçar sobre os espaços reflexivos, o que são? Como é que são criados ou co-criados? Quem é convidado e quem não é convidado para estes espaços? Ao estabelecer ligações com a teoria construcionista social, Oliver (2005) fala da importância de sermos capazes de ser reflexivos na nossa prática. Pearce (2007) fala do contexto como criador de significado. Durante o processo de partilha dos seus pontos de vista, esta enfermeira conseguiu associar a sua experiência de aprendizagem a um contexto específico em que a tutoria que recebeu foi uma experiência inestimável para ela.

2. **Espaço reflexivo:** Oliver (2005) sugere que, ao sermos reflexivos, podemos assumir a posição de praticantes para compreender como fazemos escolhas sobre a forma como pensamos e agimos. Somos então responsáveis pelas nossas escolhas, pelas nossas acções e pela nossa contribuição para os sistemas em que nos relacionamos com os que nos rodeiam. Oliver (2005) sugere que um espaço não reflexivo é aquele em que estamos a pensar em relação às nossas próprias escolhas, desejos e preferências individuais. Ao dar sentido ao que a enfermeira 2 disse, Shotter (2008) sugere que entremos em formas vivas e dialogicamente estruturadas de nos relacionarmos com os outros em eventos ou circunstâncias, e que permitamos que estas situações suscitem reacções espontâneas da nossa parte; isto permitirá que os nossos compromissos e compreensões responsivas surjam e se tornem disponíveis para nós a partir da intra-ação que se desenrola. Este foi um conceito teórico que me ajudou a compreender as capacidades desta enfermeira para ser reflexiva. Shotter (2008) afirmou ainda que se, no entanto, adoptarmos uma forma monológica de ser e tratarmos os outros nas interações como formas mortas, então esta forma de envolvimento não estará disponível para nós. Por isso, quando se tem em conta a reflexividade, é preciso considerar a forma como nos envolvemos num diálogo com os outros e com as alteridades com que interagimos. Entendo a reflexividade como a capacidade de pensar sobre o que nos rodeia, as práticas e os compromissos, procurando sempre outras formas possíveis de fazer e de nos relacionarmos com as pessoas. As actuais práticas de ensino do pessoal de enfermagem podem ser descritas como uma tarefa clínica a ser ensinada na sala de aula, com falta de ensino na área clínica em que os cuidados são prestados. Os enfermeiros descreveram uma série de razões para esta situação: a falta

de um rácio de pessoal adequado para responder às necessidades complexas dos pacientes, a falta de enfermeiros especializados em cada turno nas enfermarias e a falta de espaços para reflexão devido a critérios tão abertos para a variedade de doenças mentais com as quais os pacientes são atualmente admitidos no hospital à procura de tratamento.

(Episódio/ Exemplar Número 24b) traz à tona tanto um espaço reflexivo como um espaço não reflexivo no qual praticar e a capacidade dos enfermeiros para criar estes espaços quando os constrangimentos estão sempre presentes.

Cherrie: Está apenas a decorrer? O que pensa sobre como isto pode ser para os enfermeiros?

Esta investigação centra-se mais na forma como os enfermeiros podem aprender e criar um espaço de aprendizagem clínica?

Enfermeiro 9: Ter tempo protegido para ter uma tarde em que, talvez uma hora ou duas horas, como acontece com os médicos, muitas vezes não os podemos chamar porque estão a dar aulas. Estou a pensar porque é que não podemos ter isso, digamos uma tarde em que não há ronda na enfermaria, com quem quer que seja o enfermeiro na enfermaria, em que o pessoal principal permanente terá a gestão diária da enfermaria, e em que lhe poderia ser atribuída uma hora por dia, à tarde, em que esse seria o seu tempo protegido.

Cherrie: Onde poderiam ir ler uma revista, ler alguma investigação relacionada com o seu trabalho ou passar o tempo a fazer algo de interesse para o seu trabalho?

Enfermeiro 9: Sim, ou apenas ter alguém, apenas ter, sabe, a nova Resperidona Constar (este é um novo medicamento antipsicótico, administrado sob a forma intra-muscular para o tratamento de psicoses), alguns dos enfermeiros não sabem como o fazer, apenas para ensinar os enfermeiros a administrar o medicamento, ter uma hora para alguém vir, pode ser um dos enfermeiros seniores, para os ensinar a usá-lo, onde não sejamos perturbados por outras coisas que acontecem na enfermaria.

Cherrie: Então esse seria o seu tempo clínico protegido com os doentes, não protegido para os enfermeiros estudarem ou lerem um artigo sobre enfermagem ou discutirem os cuidados clínicos? É tempo clínico para estar com os doentes?

Enfermeiro 9: Sim, tempo clínico para estar com os doentes, não há tempo protegido para o pessoal, não nos foi dada autorização para ter um enfermeiro a mais a vir, para que possa sair e fazer a sua supervisão, pois haveria dois enfermeiros fora da enfermaria se isso acontecesse. Por isso, tentamos fazê-lo depois da passagem de testemunho, que termina às 2h15, e estou a dizer ao pessoal para fazer a sua supervisão entre as 2h15 e as 3h15. Mas, mais uma vez, é preciso fazer com que o pessoal pense de forma diferente, porque eles diriam: "Bem, eu quero estar lá, porque agora é altura de planear o turno e não me posso retirar do turno", o que, mais uma vez, é difícil. Continuo a achar que a supervisão clínica não quer parar e refletir sobre a sua prática, quer mais resolver as coisas na hora, se acontecer uma situação querem dizer que têm alguém a quem telefonar para resolver o problema, mas não vêem que deve ser um momento protegido em que devem parar para refletir e aprender.

Cherrie: Então, do seu ponto de vista e das suas experiências, gostaria que o pessoal tivesse esse tempo protegido para poder refletir sobre a sua prática e, ao fazê-lo, o ambiente tornar-se-á um ambiente de aprendizagem clínica?

Enfermeiro 9: Sim, sim.

Ao refletir sobre os pontos de vista da enfermeira sobre o que consiste o tempo reflexivo, tomei consciência de que esta enfermeira não acreditava que os enfermeiros da sua enfermaria quisessem ter tempo para refletir, mas sim que os enfermeiros precisavam de "pensar de forma diferente". Fiquei curiosa para saber como e o que teria de acontecer para que os enfermeiros começassem o processo de pensar de forma diferente. Parece haver várias formas de demonstrar a aprendizagem dos cuidados. Neste caso, esta enfermeira sentiu que existiam perturbações na forma como os outros enfermeiros sentiam que a aprendizagem tinha dificultado a sua capacidade de prestar novos cuidados. Neste caso, a enfermeira chamou a atenção para o posicionamento dos médicos no hospital, que se encontravam numa posição mais valorizada do que a dos enfermeiros das enfermarias e, por conseguinte, tinham mais privilégios em termos de oportunidades de aprendizagem. Neste ponto, baseei-me nas ideias de Benner (1984) sobre a passagem de um profissional principiante a um profissional competente, em que ela fala dos constrangimentos impostos aos enfermeiros quando trabalham em unidades/ enfermarias com uma rotação de pessoal extremamente elevada, uma vez que a oportunidade de aprender e de se tornar um profissional competente e reflexivo simplesmente não podia acontecer nessas circunstâncias. Benner (1984) sugere que os profissionais mais competentes são aqueles que têm a oportunidade de adquirir experiência comparável e de desenvolver uma linguagem comum com os colegas clínicos. A autora sugere que os gestores devem promover a estabilidade para maximizar o desempenho clínico especializado dos enfermeiros.

As minhas observações a partir destas conversas foram as seguintes: ao falar em conjunto com outros enfermeiros, a sua capacidade e aptidão para melhorar as suas práticas aumentará para um nível de competência mais elevado. Poder dispor de tempo/tempos para fazer uma pausa nas actividades diárias. Criar espaços de reflexão e ter a capacidade de saber quando é necessário fazê-lo melhorará a sua capacidade de reflexão. Ao frequentar espaços reflexivos onde podem partilhar histórias de reflexões sobre as práticas, todos contribuem para criar espaços reflexivos nos quais podem desenvolver a sua prática. Reflectindo sobre o assunto, penso que foi criado um espaço reflexivo para a enfermeira 9 quando ela começou a dar a sua opinião sobre o que significa para ela aprender e ter um espaço reflexivo. A Enfermeira 9 parecia ter dificuldade em co-criar com as enfermeiras um espaço de reflexão, pensamento e aprendizagem. As minhas próprias reflexões ao ler a transcrição da Enfermeira 9 foram no sentido de que existem muitas formas de aprender a prestar cuidados e eu queria saber o que é que as enfermeiras conseguiam criar/co-criar dentro dos espaços que lhes podiam ser disponibilizados. Utilizei o meu próprio sentido de ser enfermeira e a falta de tempo, espaço e motivação para me deslocar para um espaço específico a que se pode chamar espaço de aprendizagem; existe a ideia de que, como enfermeira, se aprende no trabalho. Fiquei curiosa para perceber como é que se sabe que se está a aprender no trabalho e como é que essa aprendizagem é ou pode ser compreendida e partilhada. Baseei-me na sugestão de Pearce (2007) de que cada um de nós é um agente no processo de criação de mundos sociais e de que existem muitos mundos sociais. Pearce sugere que, se quisermos viver em mundos sociais melhores, teremos de os criar. Com isto em mente nas minhas reflexões, tornou-se mais claro que os enfermeiros, incluindo o Enfermeiro (9), estavam a partilhar as suas práticas ao falarem sobre como seria possível criar aprendizagem, estavam a iniciar o processo de criação do seu mundo social na co-criação de ambientes de cuidados e aprendizagem. Ao refletir sobre o episódio de aprendizagem que esta transcrição revela, compreendi as ideias de Shotter (2008) de estar em diálogo com os outros à medida que trabalhamos com a situação em causa, à medida que continuamos a explorar uns com os outros no momento vivo de uma situação, podemos então aprender a dinâmica de desenvolvimento da situação em causa; no entanto, se nos distanciarmos da situação em causa e falarmos sobre a situação como uma abstração, a nossa aprendizagem torna-se uma questão de conhecimento, em oposição à sua essência, que envolve estar e aprender dentro dessa situação.

3. Um profissional competente: seguir a minha curiosidade para perceber quais as competências e conhecimentos de um profissional competente que podem ser partilhados com outros profissionais para desenvolver ambientes de aprendizagem. Como é que isso pode ser notado? Como é que alguém se torna um profissional competente? Para dar destaque a esta questão, escolhi o episódio que se segue de uma transcrição com a Enfermeira 8, **(Episódio/ Exemplar Número 25):**

> **Enfermeira 8: Penso que provavelmente o dividiria em dois, atributos pessoais e atributos profissionais e muitos outros, por isso, a nível pessoal, para esse indivíduo, relacionar-se com qualquer doente como um ser humano e falar com ele como outro ser humano em vez de um doente, o que pode criar distância e criar fronteiras ou limitações, e apenas para ser honesto com os doentes, porque, por vezes, quando as pessoas têm doenças mentais, o que dizem é muito verdadeiro, têm queixas válidas e, por vezes, não as tratamos tão bem quanto possível, para ser honesto e dizer que concordo consigo e ver como melhorar as suas experiências, e também para dar feedback, por vezes os doentes podem ser realmente desafiantes para mim e eu também assumi a abordagem de que quero ser honesta com eles e refletir com eles sobre a forma como os seus comportamentos me afectam, porque também quero que me tratem como um ser humano e não apenas como uma profissional de quem podem abusar e tratar negativamente e também para ser bastante criativa na forma como trabalho. Tenho muitos talentos e coisas que gosto de utilizar como meios para tentar encorajar os doentes a mostrarem o que têm de melhor. Por exemplo, por vezes sou bastante brincalhão e, no caso dos doentes com quem é difícil interagir, posso ser bastante brincalhão, mas capaz de estabelecer limites e parâmetros, e ainda assim interagir com eles a um nível em que, talvez especialmente os doentes com dificuldades de aprendizagem, são os que mais me atraem, e posso realmente descer ao seu nível e interagir e construir uma relação a partir daí.**
>
> **Cherrie: Então, começar por baixo e conhecer o doente a um nível pessoal?**
>
> **Enfermeira 8: Sim, sim, é isso mesmo.**
>
> **Cherrie: E desenvolver isso.**
>
> **Enfermeira 8: A filosofia da enfermaria onde se trabalha e seguir o modelo de cuidados que é atribuído a essa área clínica e, se vou fazer alguma coisa diferente, é em negociações e discussão com outros membros da equipa.**

Cherrie: Certo, certo.

Enfermeira 8: Porque há sempre a possibilidade de trabalhar ecleticamente com outras terapias, por exemplo, com a DBT; também para que as outras pessoas saibam o que estou a fazer e como o estou a fazer, para que também possam apoiar o doente quando eu não estiver presente, para que não pareça que o Enfermeiro 8 é o único que pode ter uma boa relação com o doente, e apenas para aproveitar os conhecimentos que adquirimos com a nossa prática de enfermagem e não sermos engolidos pelas más práticas que por vezes vemos nas áreas clínicas e interessarmo-nos por coisas que são novas para mim, ir procurá-las ou encontrar alguém que saiba e pedir-lhe que partilhe comigo o que sabe.

A enfermeira 8 é capaz de refletir sobre o que contribui para a prestação de bons cuidados e para a aprendizagem. Fiquei impressionada com as suas palavras de que um doente deve ser visto como um ser humano. Esta enfermeira estava em contacto com o que Shotter (2005a) designa por pensamento withness e com o que eu designo por prática withness, demonstrando ter um grande sentido e clareza no respeito pela dignidade dos doentes ao seu cuidado. Ela continuou a dizer que se devia falar com eles como outro ser humano e não como um doente. Uma curiosidade que me suscitou foi a do significado da palavra doente, pois esta enfermeira considera que ser doente pode criar distância, necessidade de fronteiras e/ou limitações na relação entre a pessoa e os profissionais. A sensação de que era necessário ter estas palavras como princípios orientadores para prestar bons cuidados criou em mim a sensação de que esta enfermeira era capaz de ser reflexiva. Estava a ligar-me às minhas próprias experiências de enfermeira e também de doente e às histórias muito fortes que tenho sobre a forma como se deve ser tratado, tendo em mente que, como enfermeira, deve tratar sempre os seus doentes como gostaria de ser tratada se estivesse na posição de doente a receber cuidados para qualquer problema de saúde. Também me liguei às ideias de Oliver (2005) de que existe um momento-chave na comunicação em que é feita uma escolha sobre a forma como um ato interpretativo irá determinar contextos futuros. Neste caso, a enfermeira estava a fazer desse momento um verdadeiro ponto de reflexão, uma vez que também se relacionou com os seus muitos talentos e as suas formas de trabalhar, o que realça o seu sentido de trabalho como pessoa com os seus próprios valores, bem como de trabalho com os membros da sua equipa, em que falou sobre trabalhar com a filosofia da enfermaria, o modelo de cuidados atribuído à área clínica e fazê-lo em negociações e discussões com os seus colegas da equipa.

Neste caso, utilizei os níveis de contexto da CMM para explorar de uma forma visual o que é criado quando os enfermeiros se encontram em espaços reflexivos.

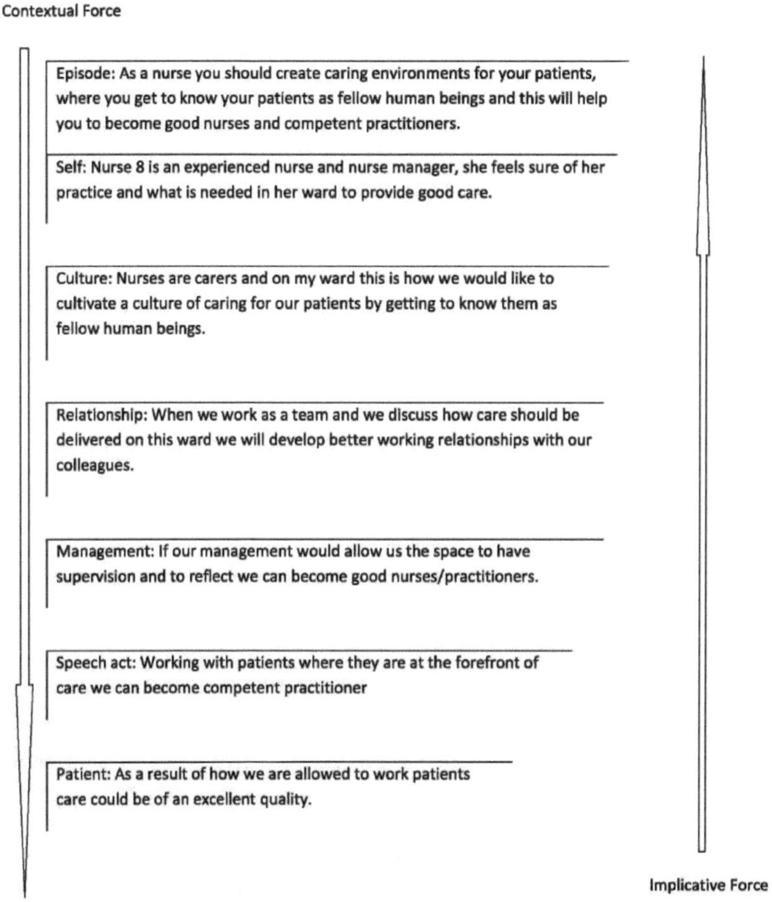

Contextual Force

Episode: As a nurse you should create caring environments for your patients, where you get to know your patients as fellow human beings and this will help you to become good nurses and competent practitioners.

Self: Nurse 8 is an experienced nurse and nurse manager, she feels sure of her practice and what is needed in her ward to provide good care.

Culture: Nurses are carers and on my ward this is how we would like to cultivate a culture of caring for our patients by getting to know them as fellow human beings.

Relationship: When we work as a team and we discuss how care should be delivered on this ward we will develop better working relationships with our colleagues.

Management: If our management would allow us the space to have supervision and to reflect we can become good nurses/practitioners.

Speech act: Working with patients where they are at the forefront of care we can become competent practitioner

Patient: As a result of how we are allowed to work patients care could be of an excellent quality.

Implicative Force

Figura 8.5 Níveis de contexto da CMM
Adaptado de Pearce (1994, p. 347)

4. **A junção de práticas para criar um espaço reflexivo:** A ideia de Oliver (2005) de capacidades moralmente reflexivas parece captar a capacidade dos enfermeiros para co-criarem espaços reflexivos nos quais prestam cuidados. Oliver continua a salientar o facto de se reparar e questionar as acções e reacções dos participantes na conversa, incluindo o próprio, dando significado ao que se repara com referência a contextos de influência, como a cultura, as relações e as narrativas de identidade e as suas regras para assumir responsabilidades morais. A forma como somos capazes de perceber as ligações e as contradições entre uma complexidade de contextos para nós próprios e para os outros, a nossa capacidade de coordenar sentimentos, significados e acções para nós próprios e para os outros, a capacidade de justificar as nossas acções com referência ao conjunto complexo de responsabilidades para com os envolvidos, dá-nos um conjunto de princípios orientadores e conceitos através dos quais, enquanto profissionais, podemos co-criar espaços reflexivos para praticar o que quer que o contexto exija, quer se trate de enfermeiros em enfermarias psiquiátricas de internamento ou de líderes em organizações. A transcrição que se segue destaca algumas práticas que trazem

à tona as possibilidades de reunir uma prática em enfermarias psiquiátricas de internamento onde as práticas reflexivas apontam para uma forma diferente de trabalhar.

Escolhi uma transcrição da Enfermeira 8 que traz à tona as ideias de criação de espaços reflexivos. **(Episódio/ Exemplar Número 26)**

> **Cherrie: Como é que acha que o paciente se aperceberia se estas coisas estivessem a acontecer? Que tipo de coisas veria nos pacientes se tudo isto estivesse a acontecer no ambiente de aprendizagem?**
>
> **Enfermeiro 8: Provavelmente, assistiríamos a níveis elevados de envolvimento dos doentes nas intervenções terapêuticas que lhes são oferecidas, os doentes poderiam dar o seu feedback, como acontece com o volume de queixas que, por vezes, é indicativo de que as coisas não estão a correr como deviam e o volume de queixas seria reduzido, e penso que a duração da estadia dos doentes poderia ser afetada por pessoal bem formado.**
>
> **Cherrie: Então acha que a estadia deles seria menor? Como é que saberia a duração da estadia? O que é que veria acontecer?**
>
> **Enfermeira 8: Penso que se pode ver, bem, pode não ter necessariamente impacto no tempo de permanência do doente, mas mais na sua qualidade de vida, mais no seu reequipamento para a vida**
>
> **e a forma como progridem no seu percurso de cuidados. Porque, por vezes, podemos ter doentes que, por exemplo, podem ficar em observações individuais, mas não há nenhuma razão objetiva para alguém ficar em observações individuais durante um longo período de tempo, o que significa apenas que as suas capacidades para se envolverem noutras actividades terapêuticas mais significativas são atrasadas, o seu risco é exagerado mas não medido. Sim, penso que as reuniões clínicas, as reuniões da equipa multidisciplinar que se realizam são úteis, as rondas nas enfermarias, as revisões clínicas dos doentes, quando trabalhei na S, a conferência de casos que fazíamos pelo menos uma vez de dois em dois trimestres para cada um dos doentes, em que introduzíamos um plano de incentivo ao comportamento dos doentes para que fizesse parte do seu planeamento de cuidados e da estratégia de gestão do risco.**

Aqui, esta enfermeira está a partilhar os seus pontos de vista e experiências sobre o tão necessário tempo para reflexão e práticas reflexivas nestas enfermarias de internamento. Pensando bem, a minha pergunta sobre a duração da estadia dos doentes como um sinal de que os enfermeiros estavam a refletir sobre a sua prática e a fazer algo diferente e útil para os processos de recuperação foi algo que se relacionou com a procura de um fator mensurável num ambiente em que a aprendizagem está a ter lugar. Estava a ligar-me aos meus próprios valores de quem sou como pessoa e profissional; os meus pensamentos eram: como é que estas formas de trabalhar podem ser partilhadas com os outros de modo a que os cuidados prestados aos doentes sejam de alto nível, em que a aprendizagem de uma prática possa ser partilhada de uma forma percetível? Neste caso, a enfermeira estava a relacionar o nível de envolvimento nos programas terapêuticos por parte dos doentes como um fator mensurável para perceber que as enfermeiras estavam a prestar um tipo diferente de cuidados que envolvia práticas reflexivas. A enfermeira sentiu que, ao haver menos queixas por parte dos doentes, as suas necessidades de cuidados estavam a ser satisfeitas e o ambiente estava a tornar-se um ambiente de aprendizagem onde o pessoal podia aceder a formação que melhoraria a prestação de cuidados.

Aqui, um diagrama ilustra a forma como relacionei os níveis de contexto da CMM para exprimir a minha perceção do modo como a enfermeira compreende a forma como os gestores podem ajudar a co-criar um ambiente reflexivo.

espaços:

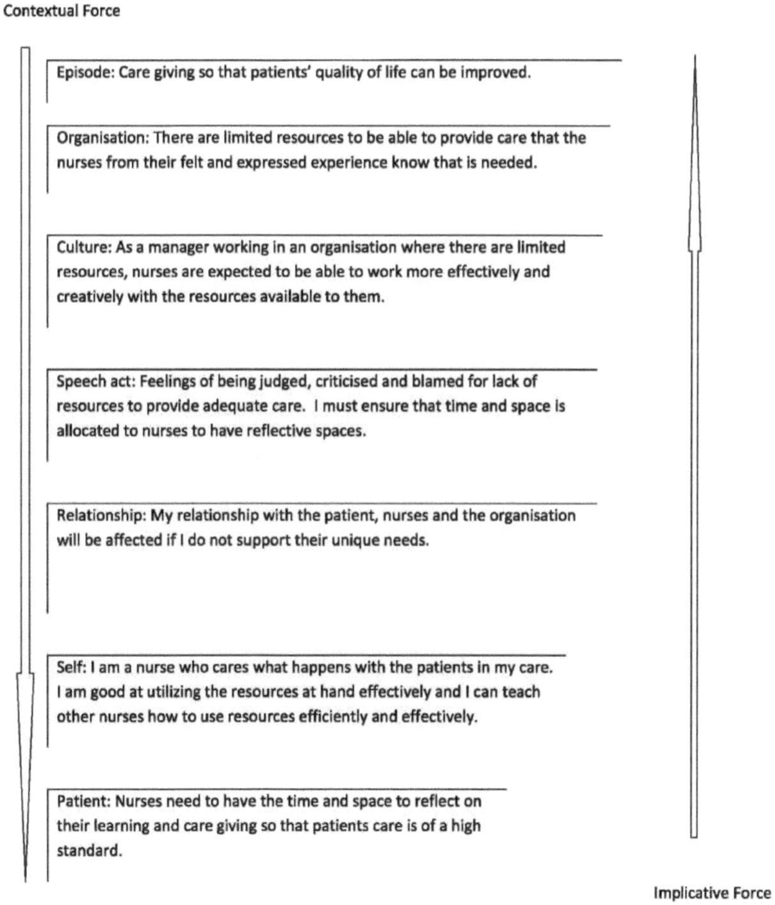

Contextual Force

Episode: Care giving so that patients' quality of life can be improved.

Organisation: There are limited resources to be able to provide care that the nurses from their felt and expressed experience know that is needed.

Culture: As a manager working in an organisation where there are limited resources, nurses are expected to be able to work more effectively and creatively with the resources available to them.

Speech act: Feelings of being judged, criticised and blamed for lack of resources to provide adequate care. I must ensure that time and space is allocated to nurses to have reflective spaces.

Relationship: My relationship with the patient, nurses and the organisation will be affected if I do not support their unique needs.

Self: I am a nurse who cares what happens with the patients in my care. I am good at utilizing the resources at hand effectively and I can teach other nurses how to use resources efficiently and effectively.

Patient: Nurses need to have the time and space to reflect on their learning and care giving so that patients care is of a high standard.

Implicative Force

Figura 8.6 Níveis de contexto da CMM
Adaptado de Pearce (1994, p. 347)

Fiquei curioso sobre o **que é criado quando se está nesse espaço reflexivo: No Episódio/ Exemplar Número 27,** a Enfermeira 8 partilhou a sua opinião sobre o impacto de ter formação, aprendizagem e espaços para refletir sobre a forma como os cuidados podem ser prestados aos doentes nestas enfermarias psiquiátricas de internamento. Ela descreveu este facto dizendo,

"E penso que isso teve impacto na qualidade dos cuidados que prestamos e na capacidade dos doentes para reconhecerem as suas doenças e os factores que as desencadeiam e como podem reagir de forma diferente. Também valorizo a formação que é oferecida neste ambiente clínico. Temos a formação obrigatória que é oferecida e depois temos outras formações, como a formação em DBT. Temos a formação Rapid Assessment Interface Discharge (RAID), que foi introduzida recentemente, e temos a formação em avaliação de riscos HR20. Temos a formação em Health of the Nation Outcome Scales (HONOS), embora esta tenha sido iniciada recentemente. Temos também a formação em prevenção e gestão da violência (PMV), que tem em conta o tipo de grupo de doentes em que temos a maioria dos doentes com antecedentes forenses. Faz uma enorme diferença na formação que recebemos em matéria de prevenção, em termos de manter a nossa própria segurança e de intervir de forma adequada, reduzindo assim a propensão para a ocorrência de lesões.

Dei por mim a perguntar à enfermeira: "E os doentes, o que é que eles têm a dizer sobre isto? Isto criou uma mudança na forma como a enfermeira partilhava as suas opiniões sobre o que sentia que os doentes estavam a viver. A sua resposta foi que

Os doentes não estão muito satisfeitos com a situação, sobretudo na ala B. Quer dizer, só estou a tomar conta desta enfermaria há dois meses e meio, mas o perfil da enfermaria está a mudar porque estamos a ter mais doentes agudos a chegar devido à elevada procura na lista de espera da enfermaria S. Com a mudança do perfil da enfermaria e com as terapias mais centradas na reabilitação, o resultado é que temos menos pessoal e mais incidentes. Com esta estrutura de trabalho, significa que não temos tempo para fazer mais trabalho terapêutico com os doentes, por isso, sim, os doentes queixam-se e o volume de queixas aumentou".

Apercebi-me da mudança de foco no que não é possível. Reflectindo, estava a levar a enfermeira para as dificuldades e não para as possibilidades. Isto trouxe-me outra história, uma história de constrangimentos em vez de possibilidades. Ambas as histórias foram importantes, pois ajudam no processo reflexivo sobre o que pode ser possível quando as enfermarias estão em turbulência, uma vez que estes são também momentos em que podem ocorrer mudanças. Na minha pergunta seguinte à enfermeira, este facto ficou patente quando lhe perguntei: "Nesse sentido, que impacto pensa que isto teve ou está a ter no ambiente clínico em termos de aprendizagem e desenvolvimento? A sua resposta foi:

"A aprendizagem é espremida, porque é algo que não pode ser medido, pelo que o pessoal dá prioridade às coisas que têm prazos e aos relatórios que têm de ser feitos e acompanhados e, na verdade, as pessoas tendem a trabalhar mais em modo de crise para conseguirem passar cada turno, em termos de qualidade da documentação, sabe, é prejudicada".

Reflectindo sobre o assunto, a enfermeira tinha duas histórias sobre o que é criado nestas enfermarias: a sua história sobre a aprendizagem que tem lugar e enriquece a prestação de cuidados e outra história sobre a aprendizagem que é espremida, dificultando a prestação de cuidados de elevada qualidade. Esta enfermeira também partilhou as suas experiências sobre o que significa ser criativo e o impacto que isso tem no ambiente em termos de aprendizagem e prestação de cuidados. Fiquei impressionada com o facto de a enfermeira ter partilhado as suas opiniões sobre a forma como ela veria elevados níveis de envolvimento dos doentes, quando era oferecida uma intervenção terapêutica. A ideia de Shotter (2005a) de pensamento de "withness" em oposição ao pensamento de "aboutness" foi algo que senti ser demonstrado nos seus pontos de vista, uma vez que ela foi capaz de articular o seu sentido da importância das intervenções terapêuticas quando cuidava dos doentes. Esta enfermeira estava a definir o contexto para os cuidados através do seu desejo de enriquecer a prestação de cuidados, o que Pearce (1987) refere como a criação dos nossos mundos sociais, uma vez que o contexto cria significado que, por sua vez, nos dá as ferramentas para comunicar os nossos sentimentos em acções.

Quando a enfermeira referiu que a aprendizagem estava a ser espremida, o que dificultava a prestação de cuidados, o conceito de gestão parece ter tido um impacto nas suas opiniões, uma vez que a gestão não parecia interessada na qualidade dos cuidados. Estava também a refletir sobre as minhas próprias experiências de gestão no ambiente clínico e sobre o quanto fui influenciada pelo managerialismo. Quando o interesse da equipa de gestão parecia ser de natureza superior, posicionando-se numa esfera acima e para além da existência humana normal. Também onde a gestão estava mais preocupada e interessada no controlo e na previsibilidade, onde sabiam o que era melhor para os enfermeiros nestas enfermarias hospitalares. Taptiklis (2005) sugere que devemos substituir as redes sociais ineficientes, em que podem ser necessárias várias conversas para chegar à pessoa certa, e desenvolver sobreposições organizacionais sob a forma de mercados e redes que ajudem os profissionais a trabalhar de forma mais horizontal em toda a sua esfera.

Ao desenvolver as sugestões de Taptiklis, demonstrarei, através de uma lista, os níveis de burocracia hierárquica e as dificuldades que os enfermeiros enfrentam no âmbito do estilo de trabalho gerencialista: 1. O Conselho de Administração. 2. O diretor executivo. 3. Enfermeiro chefe. 4. Diretor de serviço. 5. Matrona moderna 6. Enfermeira de serviço/enfermeira chefe. Para que haja mais enfermeiros ou enfermeiros adequados num determinado turno, o enfermeiro registado tem de o solicitar primeiro à enfermeira da enfermaria, que, por sua vez, tem de o solicitar à Modern Matron, que, por sua vez, tem de o solicitar ao gestor do serviço, que, por sua vez, faz o pedido ao diretor executivo e ao conselho de administração. Este nível de hierarquia pode causar falhas de comunicação e atrasos na obtenção de níveis de pessoal adequados para permitir que os cuidados sejam prestados de forma competente e de alto nível. Isto também afecta a qualidade e a quantidade de tempo disponível para a aprendizagem nos ambientes clínicos. Mas não são apenas os muitos níveis hierárquicos que podem causar falhas de comunicação; podem também ser causados pelo facto de a comunicação ser unidirecional (para cima), bem como pelo facto de ser apenas expressável em termos quantitativos de números e não de significados. O gerencialismo, ao fazê-lo, elimina o contacto pessoal entre os enfermeiros e os gestores, o que tem como consequência um estilo de gestão de cima para baixo, uma vez que os gestores adoptam uma forma de relacionamento única. No âmbito do gerencialismo, os gestores, ao serem afastados das áreas clínicas, têm muito pouca compreensão do que lhes é exigido. Como sugere Taptiklis, são necessárias formas de trabalho mais horizontais para facilitar a prestação de cuidados e a aprendizagem. Uma sugestão é que se dê mais autoridade aos enfermeiros para tomarem decisões sobre as necessidades clínicas da enfermaria e que lhes seja permitido atuar de acordo com essas decisões, informando depois as linhas de responsabilidade da sua decisão.

Ter uma forma criativa; (Episódio/ Exemplar Número 28) Quis dar seguimento a uma conversa anterior com esta enfermeira sobre o facto de ela ter uma forma criativa e começámos a nossa conversa perguntando-lhe: "O que é uma forma criativa, diga-me mais sobre ter uma forma criativa"? A sua resposta foi

> **Uma forma criativa poderia ser trabalhar com outra enfermaria ou com duas outras enfermarias, enviando pessoal, por exemplo, para a enfermaria B, e depois o pessoal dessa enfermaria poderia libertar pessoal para dar aulas durante uma hora, o que seria igual ao facto de essa enfermaria não ter alguém para fazer uma pausa. Haveria pelo menos duas ou três pessoas sentadas a partilhar informação, talvez com uma peça de investigação ou a rever a sua prática clínica, e penso que também conseguirei que o psiquiatra consultor participe na formação, porque há muitos conhecimentos especializados em matéria de cuidados de saúde mental forense. No entanto, os actuais pacotes de formação não oferecem qualquer possibilidade de formação, o que faz com que as pessoas façam o melhor que podem com os conhecimentos que têm. Quando pensamos nos doentes forenses e na concentração que temos aqui, é um problema muito sério que temos aqui e que provavelmente terá de ser abordado. Provavelmente, pensarei também em convidar os representantes dos toxicodependentes, sei que os seus orçamentos também estão a sofrer cortes, mas há uma série de funcionários que estão dispostos a vir no seu tempo livre".**

Reflectindo sobre os pontos de vista das enfermeiras acima referidas e concluindo este capítulo, apresento o meu resumo das ideias de co-criação de espaços reflexivos nos quais trabalhar. Os enfermeiros partilharam os seus pontos de vista e experiências, vivenciando o aspeto e a sensação desta forma de trabalhar e aprender. Para mim, este foi um momento de reflexão sobre a forma como a criatividade pode conduzir a mudanças que, à partida, pareciam não ser possíveis. Por vezes, parecia que estes enfermeiros se esforçavam por se concentrar no que poderia ser possível e voltavam às histórias saturadas de problemas, de falta de capacidade para lidar com a situação e para prestar os cuidados em causa. Este facto está em sintonia com a ideia de Senge (1999) sobre o modelo mental da organização, em que as histórias antigas são difíceis de mudar, uma vez que se encontram enraizadas numa forma de prática. Ao estabelecer uma ligação com as minhas questões iniciais de investigação, fiquei curiosa em saber se os enfermeiros que trabalham nestes contextos poderiam explicar a sua aprendizagem no ambiente de prestação de cuidados e como poderiam inspirar outros enfermeiros a aprender e a desenvolver as suas práticas. Esta curiosidade levou-me a pensar nos recursos a que os enfermeiros recorrem e na criatividade com que os utilizam. Por exemplo, quando o Enfermeiro 8 falou sobre a forma como os enfermeiros poderiam rever e refletir sobre as suas práticas se tivessem acesso ao apoio de médicos e outros colegas enfermeiros de outras enfermarias. Além disso, a enfermeira foi capaz de ver possibilidades mesmo quando os horizontes eram limitados. Os seus pontos de vista sobre a importância de olhar para outras possibilidades dentro da organização que possam ajudar a desenvolver a aprendizagem dentro do ambiente clínico, vendo os recursos que podem estar disponíveis e que podem contribuir para ambientes de cuidados. Os enfermeiros puderam refletir sobre a importância de ter bons mentores. Os enfermeiros manifestaram a sensação de que o ambiente precisa de ser um ambiente em que se crie tempo para as melhores práticas e para a aprendizagem.

A necessidade de os gestores os apoiarem na criação destes espaços de aprendizagem foi algo que me chamou a atenção. Para mim, este facto realçou a sensibilidade dos enfermeiros em relação às suas próprias insuficiências para poderem imaginar um horizonte/s onde haveria possibilidades de desenvolverem as suas competências e capacidades de prestação de cuidados. A necessidade de supervisão adequada no ambiente clínico foi expressa por todos os enfermeiros como algo muito necessário e que seria bem-vindo na sua tentativa de melhorar a sua aprendizagem. O seu maior entusiasmo pela prestação de cuidados era uma expressão real do seu empenhamento para com os doentes que lhes eram prestados. Outro aspeto que me chamou a atenção foi o facto de estas enfermeiras partilharem um conjunto de valores que todas consideravam necessários para que a aprendizagem e os melhores cuidados fossem alcançados. Reflectindo sobre o assunto, as minhas perguntas convidaram os enfermeiros a entrar num espaço onde puderam dar voz a uma necessidade não expressa que todos sentiam ser necessária e imprescindível para a prestação dos melhores cuidados no ambiente clínico. Esta oportunidade também lhes proporcionou um espaço de reflexão sobre a sua aprendizagem e as suas práticas.

Outra reflexão foi o facto de os enfermeiros também terem conseguido, por vezes, criar um espaço onde sentiram um sentimento partilhado de validação das suas opiniões e experiências. Houve uma série de semelhanças nas opiniões dos enfermeiros, que apontaram para a necessidade de criar mais espaços de aprendizagem, a fim de criar reflexões e reflexividade nos cuidados que são prestados a este grupo de clientes. Os pontos de vista dos enfermeiros qualificados em comparação com os pontos de vista dos enfermeiros não qualificados sobre o que cria um ambiente de aprendizagem clínica foram semelhantes, uma vez que partilharam as suas experiências e pontos de vista sobre os eventos que criam ambientes de aprendizagem e quais as necessidades adicionais para se poder ter mais criatividade neste processo. Isto foi demonstrado quando os três enfermeiros não qualificados partilharam que não havia tempo para refletir sobre a sua prática ou para experimentar a supervisão clínica, uma vez que as enfermarias tinham sempre pouco pessoal, o que indicava que o ambiente clínico não era, na sua maioria, um ambiente de aprendizagem, opiniões também partilhadas pelos seus colegas enfermeiros qualificados.

CAPÍTULO 8

Reflexões sobre as práticas gerenciais favoráveis ao cuidado em enfermagem psiquiátrica

Este capítulo considera **1.** A minha experiência como gestor, clínico e investigador, **2.** As minhas reflexões sobre o que aprendi durante o processo e para onde o vou levar. 3. As principais mensagens para a enfermagem psiquiátrica e para os enfermeiros gestores. 4. Como é que podemos dar palavras a experiências que, de outra forma, não têm palavras? Poder-se-ia, portanto, dizer que as palavras sem experiência vivida são vazias e que as experiências vividas sem palavras são cegas (Shotter, 2005b). Morgan (1997a; 1997b) sugere que é impossível desenvolver novos estilos de organização e gestão enquanto se continua a pensar de forma antiga. Ele fala da influência do pensamento antigo como uma forma que frequentemente restringe o que pode ocorrer. Morgan sugere que precisamos de desenvolver novas imagens da nossa organização que nos ajudem a imaginar novas formas ou modos de atuação. Estou a fazer uma ligação com o que escrevi anteriormente no capítulo 5, sobre a organização e a gestão, abraçando a metáfora de uma planta-aranha, em que as suas raízes estão enraizadas e podem ser espalhadas em muitas direcções, cada uma com novas raízes. Penso que esta imagem pode ajudar-nos a adquirir novas perspectivas sobre a gestão e a conceção da nossa organização e das nossas responsabilidades de liderança.

Algumas das caraterísticas da planta-aranha, que se relacionam com as práticas de gestão nas unidades de internamento, são o facto de existirem vários tipos de unidades de internamento: agudas, subagudas, de reabilitação, de baixa segurança, de média segurança, forenses, bem como unidades especializadas, por exemplo, unidades para crianças e adolescentes e unidades de saúde mental perinatal. Estas podem ser vistas como ramificações da planta-aranha que são semelhantes a estas enfermarias individuais com as suas áreas especializadas de cuidados. Estas são apoiadas pela sede principal, tal como a planta-aranha tem um vaso central a partir do qual tem os seus rebentos. Depois, há a natureza robusta desta planta que pode crescer em condições difíceis, o que se enquadra na natureza robusta dos enfermeiros e nos seus esforços incansáveis para prestar cuidados em situações difíceis.

A imagem da planta-aranha com os seus muitos rebentos, geralmente em pequenos grupos, é uma forma de compreender as transcrições das enfermeiras, uma vez que estas solicitam o desenvolvimento de enfermarias mais pequenas com menos doentes. A sua opinião é que, ao fazê-lo, os doentes permanecem resistentes e a oferta de pessoal poderia ser utilizada de forma mais eficaz, se as enfermarias fossem divididas em enfermarias mais pequenas com pessoal qualificado. A visão dos enfermeiros é a de que todos os funcionários que trabalham nas outras enfermarias seriam enfermeiros qualificados que apoiariam o ensino e criariam espaços de aprendizagem nessas enfermarias. Outra visão para estas enfermarias é a de que o pessoal pode também fazer rotatividade para outras enfermarias. Na sua opinião, isto criaria um rácio de pessoal qualificado em que o pessoal poderia trabalhar nas várias enfermarias, onde partilharia a sua aprendizagem, desenvolvendo novas competências e partilhando-as com outros enfermeiros.

Esta forma de trabalhar também criaria espaços para reflexão e práticas reflexivas, uma vez que o pessoal teria as competências necessárias para se apoiar mutuamente nas várias enfermarias, revezando-se para receber formação nas enfermarias. A possibilidade de trabalhar em todas as enfermarias era outra possibilidade que poderia permitir diálogos transfronteiriços sobre a forma como as melhores práticas podem ser efectuadas, sobre a forma como a aprendizagem pode ser vivida e sobre a forma como os enfermeiros podem ter espaços reflexivos para trabalhar.

As novas ideias que surgiram nas entrevistas, em comparação com a forma como as enfermarias estão atualmente a praticar, foram que cada enfermaria teria agora 10 camas de internamento em comparação com 20-26 camas de internamento. Outra ideia foi a de que cada enfermaria poderia partilhar os seus conhecimentos e competências especializadas entre as enfermarias, ensinando estudantes de várias disciplinas. Isto permitiria ao pessoal trabalhar em todas estas unidades de forma segura e competente, uma vez que, por vezes, há preocupações de que o pessoal não consiga trabalhar nas outras enfermarias de forma segura e competente devido à falta de competências que lhes permitam fazê-lo.

A necessidade de cuidar da planta-aranha é de curto prazo, uma vez que, quando a planta está a crescer, se torna mais autossuficiente e sustentável à medida que desenvolve ramos e estes desenvolvem-se em outros ramos. Com este princípio em mente, poderia ser adaptado às pequenas unidades, que, uma vez estabelecidas, não necessitarão de um elevado nível de manutenção, libertando assim espaços para a co-criação de ambientes de aprendizagem. Pensando na planta-aranha como uma metáfora, ela tem um vaso ou base central. Tal como acontece com os enfermeiros, existe uma estrutura de gestão que mantém os enfermeiros unidos em termos da gestão destas enfermarias de internamento. Ao considerar o papel do vaso ou base central, é necessário um estilo de liderança e gestão mais descentralizado, em que os gestores e líderes compreendam a necessidade de os enfermeiros poderem ter espaços criativos para aprender e desenvolver a sua prática. Cada enfermaria, embora ligada à organização principal em termos de crescimento e desenvolvimento, será também responsável perante um gestor de linha que também fará parte da equipa, bem como perante o órgão central. Dentro deste quadro, haverá também uma linha estruturada de responsabilidade para cada uma das alas que fluirá para o órgão central principal através do gestor direto ou líder, que valoriza e compreende a sua forma de trabalhar.

A minha ideia de utilizar a planta-aranha como metáfora para a forma como os enfermeiros podem criar ambientes de aprendizagem clínica é uma forma de criar novos diálogos com uma grande perceção dos constrangimentos e dificuldades com que se podem deparar quando trabalham nas várias enfermarias de internamento. À medida que os novos troncos canalizam o fluxo de recursos, de uma forma descendente, surgiria um crescimento verde. Uma preocupação a que se deve estar atento é quando os recursos são limitados, pois isso pode criar ramos castanhos ou secos, o que pode acontecer quando os enfermeiros estão a trabalhar muitas horas extra.

Uma ideia da utilização da planta-aranha e das suas ligações ao novo tipo de enfermaria psiquiátrica de internamento que é necessário para que a aprendizagem ocorra é o facto de poderem crescer em grande, mantendo-se pequenas, um tipo de crescimento que replica estas enfermarias de uma forma descentralizada, mas unida. Ter um vaso central, como acontece atualmente, pode ser uma desvantagem, pois é caro, lento e inflexível. Outra forma de utilizar a planta-aranha como metáfora é desenvolver formas de construir as próprias actividades em torno de um grande número de vasos pequenos e altamente diferenciados, num vaso maior, onde a organização dos vasos mais pequenos pode ser discutida e onde se pode chegar a acordo sobre a forma como os ambientes de aprendizagem clínica podem ser co-criados.

Os exemplos que se seguem exploram com os enfermeiros os seus pontos de vista sobre o grau de envolvimento que sentiam nas decisões do "pote central" ou da gestão sobre a melhor forma de co-criar um ambiente de aprendizagem clínica e sobre o que era necessário fazer para que isso fosse possível. Baseei-me nas ideias de Shotter (2008) de ser dialógico para ser reflexivo nas conversas com os enfermeiros. Shotter (2008) sugere que, se conseguirmos entrar em relações vivas e dialogicamente estruturadas com acontecimentos ou circunstâncias e permitir que estes suscitem reacções espontâneas da nossa parte, ficaremos com uma compreensão que, de outra forma, não estaria disponível se adoptássemos uma forma monológica de nos envolvermos com os outros.

Outro conceito que utilizei para refletir à medida que explorava as transcrições das conversas com os enfermeiros foi o das ideias de Oliver (2005) sobre reflexividade, em que sugere que, quando praticamos a reflexividade, fazemos escolhas sobre a forma como pensamos e agimos. A autora sugere que nos tornamos responsáveis pelas nossas escolhas, acções e contributos para um sistema relacional, ao fazê-lo posicionamo-nos a nós próprios e aos outros. Oliver partilhou ainda o seu sentido de investigação reflexiva, em que esta forma de pensar nos posiciona reflexivamente em relação a nós próprios, aos outros e às histórias que fazemos e que depois são contadas.

As ideias de Morgan (1997a) sobre a utilização de metáforas que podem ser utilizadas para iluminar as nossas práticas organizacionais foram um conceito útil na exploração das transcrições das minhas conversas com as enfermeiras. Também considerei úteis as ideias de Senge (1999) sobre o facto de os nossos modelos mentais moldarem a forma como prosseguimos com as nossas práticas, nas minhas reflexões e na construção de sentido da minha conversa com as enfermeiras. Também foram úteis as ideias de Bernstein (1983) sobre 'horizontes', uma vez que sugere que ter um horizonte é ter um alcance de visão que inclui tudo o que pode ser visto de um determinado ponto de vista, algo que não é fechado mas sim aberto, algo que está sempre em movimento e que nos move. Isto está relacionado com as ideias de Benner (1984) sobre os "movimentos" que ocorrem nas nossas práticas à medida que passamos de principiantes a especialistas. Estive atenta às minhas próprias reflexões, uma vez que mantive os pontos de vista dos enfermeiros em primeiro plano, tentando sempre contextualizar quais eram os meus próprios pontos de vista e experiências nestas enfermarias, uma vez que eu própria era uma enfermeira com uma experiência considerável em enfermarias psiquiátricas de internamento.

Optei por partilhar este episódio em que os enfermeiros partilharam a sua oportunidade ou falta de oportunidade de se envolverem nas políticas e procedimentos. Chamar-lhe-ei **relacionar-se com os outros (Episódio/ Exemplar Número 29 a)**

> **Cherrie: Então, que oportunidades tem em relação à criação de políticas e procedimentos? Tem algum envolvimento na criação de políticas e procedimentos?**

Enfermeiro 10: Nenhum, que eu saiba não, acho que alguns dos comentários que damos sobre o nosso ambiente de trabalho, houve comentários num inquérito sobre o ambiente e acho que isso teria ajudado e suponho que todas as coisas que fazemos indiretamente, todos os incidentes que preenchemos e coisas desse género.

Cherrie: Então, trata-se de um envolvimento indireto com as políticas e os procedimentos?

Enfermeiro 10: Sim, sim.

Cherrie: Receberia uma política da direção dizendo que esta é uma nova política que está a sair, quais são os seus pontos de vista e gostaria de acrescentar alguma coisa a essa política; receberia esse pedido e estaria envolvida a esse nível?

Enfermeira 10:1 nunca tive essa experiência, talvez tenha perdido coisas, como projectos, mas nunca fui convidada a comentar.

Cherrie: Então não foi convidada a comentar o assunto?

Enfermeiro 10: Não, não faço a mínima ideia.

A enfermeira 10 parecia não ter a certeza se tinha ou não tido algum envolvimento na criação ou co-criação de políticas ou procedimentos. Estava então certa de que o seu envolvimento neste aspeto do ambiente não tinha acontecido. Fiquei curioso em saber como era possível estar envolvido nos cuidados quando o processo de como os cuidados deviam ou podiam ser prestados não tinha qualquer contributo do pessoal clínico que trabalhava na enfermaria. Dei por mim a tentar arduamente obter as possíveis respostas que queria ouvir: que esta enfermeira teve algum envolvimento indireto na formação de políticas e procedimentos.

Reflectindo sobre o assunto, dei por mim a fazer perguntas que levavam a enfermeira a responder com "Sim", "Sim". Procurava o mínimo envolvimento desta enfermeira enquanto prosseguia com as minhas perguntas, obtendo desta vez uma resposta mais segura sobre o seu envolvimento com políticas ou procedimentos. A sua resposta foi: "Nunca tive essa experiência, pode ser que me tenham escapado coisas". Reflectindo sobre o assunto, percebi que me tinham escapado coisas enquanto gestor e inquiridor. Estava à procura das minhas próprias garantias de que a gestão funciona normalmente de forma colaborativa. Estava a fazer ligações com a metáfora da planta-aranha, em que o "vaso central" deve alimentar os ramos, ou seja, os gestores devem envolver todo o seu pessoal no processo de revisão e co-criação de políticas e procedimentos. No entanto, isto foi

não é o caso. Assim, estes enfermeiros sentiam que as suas vozes, na maior parte dos casos, não eram ouvidas e, por conseguinte, estavam isolados da direção, o que dificultava o seu crescimento e desenvolvimento.

Reflecti sobre as ideias de Shotter (2008) acerca da importância do diálogo como ferramenta para criar uma forma de trabalhar e de se relacionarem uns com os outros, em que a "prática de withness" possa ter lugar. No entanto, neste diálogo com a enfermeira, parece que predominavam as 'práticas de aboutness', em que as políticas eram elaboradas pela direção e transmitidas no seu formato completo para os enfermeiros seguirem e implementarem nas suas práticas. Para mim, esta reflexão é um momento em que se verificaram mudanças na minha prática, uma vez que, ao fazer uma pergunta ao pessoal ou aos colegas, estou agora mais consciente do motivo pelo qual estou a perguntar o que estou a perguntar. As perguntas que fiz ao pessoal sobre o que era possível fazer nas enfermarias, em termos de acesso à formação, acesso ao pessoal necessário e acesso a políticas e procedimentos, tanto na sua criação como na sua aplicação, foram algo que considerei importante para a criação de ambientes de aprendizagem clínica em enfermarias psiquiátricas de internamento.

Ao estabelecer ligações com a metáfora de uma planta-aranha para explorar as práticas de gestão conducentes à prestação de cuidados nas enfermarias psiquiátricas de internamento, a ideia da planta-aranha como tendo "cordões umbilicais", como linhas de vida, foi algo que me chamou a atenção e que me pareceu adequado às novas ideias de criação de ambientes de aprendizagem clínica. Tal como acontece com a metáfora da planta-aranha, as enfermeiras que participaram neste inquérito estavam a estender a mão e a procurar novos terrenos onde pudessem ser realizadas práticas seguras e competentes. Tal como a planta-aranha, receberam o seu alimento e nutrição da "planta-mãe", que é a organização e a direção. Quando os enfermeiros receberem formação e começarem a co-criar ambientes de aprendizagem clínica, terão então "enraizado" como a planta-aranha e serão capazes de sustentar práticas boas e de elevada qualidade, pelo que o cordão deixará de ser necessário, libertando tempo e espaço para desenvolver outros aspectos dos cuidados clínicos, possivelmente na comunidade.

Um possível constrangimento que isto coloca é que, como enfermeiros, como gestores, é preciso procurar as armadilhas dos padrões tradicionais de pensamento sobre o controlo e a responsabilidade e estar atento e não se deixar enredar em relatórios desnecessários, requisitos de cumprimento de regras e outros requisitos hierárquicos que podem tornar esta forma de trabalhar uma extensão da burocracia central, uma vez que isso anulará o objetivo das mudanças na forma de trabalhar para co-criar ambientes de aprendizagem clínica.

Uma ideia para evitar esta falha seria responsabilizar as enfermarias perante o pote central de uma forma flexível que permita uma criatividade segura na criação de espaços para a aprendizagem. Quando existe um estilo mais aberto de gestão colaborativa, em que os cordões umbilicais têm a caraterística de evoluir e mudar ao longo do tempo, em que o diálogo e a aprendizagem são as principais prioridades, podem ser criados ambientes clínicos locais de aprendizagem. Enquanto gestor (pote central), é necessário ter em conta a ajuda de que os enfermeiros necessitam para se desenvolverem, quais são os requisitos mútuos para sustentar e desenvolver a sua aprendizagem que, por sua vez, desenvolverá a área clínica de modo a que sejam prestados os mais elevados padrões de cuidados de elevada qualidade?

Nas minhas reflexões sobre as oportunidades que os enfermeiros tinham para se envolverem no nível de pessoal que consideravam necessário para prestar cuidados seguros, constatei mais uma vez que os enfermeiros sentiam que não tinham influência neste aspeto da organização. Chamar-lhe-ei **'Relacionamento com os outros'.** Neste caso, a enfermeira estava a pedir o que são direitos humanos básicos para o ambiente, que era ter mais acesso a ar fresco e que os doentes pudessem passear.

No **Episódio/ Exemplar Número 29b**, estava a explorar com a enfermeira a sua opinião sobre se ela se sentia envolvida na co-criação de um ambiente clínico propício à aprendizagem.

Cherrie: E quanto aos níveis de pessoal no ambiente clínico, tem alguma palavra a dizer sobre isso?

Enfermeiro 10: Por vezes, sim, dizemos que precisamos mesmo de mais pessoal por causa de tal e tal coisa que está a acontecer ou que não conseguimos dar conta do recado.

Cherrie: E é fácil conseguir um membro do pessoal quando se pede um ou acha que é difícil?

Enfermeira 10: Para encontrar a pessoa ou....

Cherrie: Para obter a autorização para ter a pessoa.

Enfermeira 10: Por vezes, sim, mas é preciso ter uma boa fundamentação e dizer realmente porquê, e penso que as vezes que não o fazemos, temos de o registar.

Cherrie: Certo, certo, então mantém um pouco de registo?

Enfermeira 10:...

Cherrie: Então, se agitasse uma varinha mágica, o que diria que criaria o ambiente de aprendizagem mais ideal e, depois, poderíamos provavelmente analisar o que é um ambiente de aprendizagem suficientemente bom para os enfermeiros?

Enfermeira 10: O meu ambiente de aprendizagem ideal penso que seria ....(pausa) .... seri a um

unidade no rés do chão, para que possamos aceder facilmente aos exercícios, ao ar fresco, às temidas pausas para fumar, mas apenas para podermos ter esse acesso e penso que isso tornaria o ambiente muito, muito melhor.

Cherrie: O acesso ao ar fresco e a passeios.

Fiquei curiosa sobre a forma como os enfermeiros e os gestores (pote central) negoceiam e definem as vertentes necessárias para um sentido partilhado de visão global e os valores que são criados quando a aprendizagem é valorizada e partilhada entre a equipa. Com este acordo na vanguarda dos espaços criativos para a aprendizagem no ambiente clínico, onde os enfermeiros podem aprender sem controlo detalhado ou obstáculos, as várias partes podem então auto-organizar as suas actividades de forma autónoma e segura, mas ainda assim de forma integrada, uma vez que saberão quando estão a trabalhar dentro dos parâmetros acordados.

Eles saberão quando estão a sair destes parâmetros; saberão quando será necessária mais discussão e consulta, como na ligação com a planta-aranha. As ramificações permanecem autónomas mas ligadas, tal como as várias enfermarias que podem permanecer como pequenas enfermarias individuais mas ligadas ao vaso central. A expetativa é que seja dado espaço à aprendizagem clínica nestas enfermarias, o que deverá dar origem a enfermeiros altamente qualificados e competentes. Enfermeiros que poderão então continuar a ensinar outros enfermeiros juniores a serem altamente qualificados e competentes, resultando numa ou mais enfermarias que prestam cuidados de elevada qualidade. O resultado é uma ou mais enfermarias que prestam cuidados de elevada qualidade, o que pode ser medido pelas taxas de admissão e de alta, pelas taxas de readmissão e pela duração dos dias de permanência nas camas. Pode também ser medido pela qualidade e quantidade de queixas e pela rotação do pessoal, bem como pelo número de enfermeiros que procuram emprego nestas enfermarias. É importante que as enfermarias tenham entendimentos e acordos partilhados, uma vez que estes seriam cruciais para criar um quadro de referência partilhado através do qual a gestão (pote central) e os enfermeiros da(s) enfermaria(s) (ramificações) podem funcionar de forma harmoniosa sem controlo direto.

Fiquei impressionado com a metáfora da planta-aranha, a ideia do estilo de gestão do cordão umbilical como uma possível visão de como a gestão pode melhorar as suas práticas nestas enfermarias de forma a conduzir a ambientes clínicos de cuidados e aprendizagem. Uma vez que o gestor do cordão umbilical está interessado em partilhar a compreensão como forma de criar integração, maximizando o espaço, a autonomia e a capacidade do pessoal para se auto-organizar na(s) enfermaria(s), ao mesmo tempo que opera com o mínimo, em vez do máximo, de especificação e controlo. Morgan (1997a) sugere que estejamos familiarizados com a patologia existente na maioria das organizações, uma vez que muitas organizações têm gestores com excesso de controlo (central pots), em que os gestores no centro tendem a definir demasiado e a impor demasiados requisitos, centrando-se na especificação máxima em vez da especificação mínima.

Ao partilhar os meus pensamentos sobre a forma como nos relacionamos com os outros, escolhi partilhar **o Episódio/ Exemplar Número 29 c**

> **Enfermeiro 10: E penso que esta unidade terá contactos muito fortes com o CATT e os coordenadores de cuidados, talvez isso remeta para uma das perguntas anteriores, mas como temos muitos doentes de fora da área, não temos esse contributo ou contacto com estas equipas que poderíamos ter.**
>
> **Cherrie: Então, tem contacto ou vê algumas das pessoas da Equipa de Avaliação e Tratamento de Crises (CATT) com os doentes fora de área ou isso é algo raro?**
>
> **Enfermeiro 10: Não tanto, mas agora o nosso CATT vai avaliar os que estão fora da área, para haver mais interação, especialmente com as pessoas que apoiam os utilizadores dos serviços na comunidade,**
>
> **para estar na enfermaria e passar algum tempo com os utilizadores dos serviços, porque muitas vezes os vêem num ambiente diferente e provavelmente têm muito mais e também podem oferecer algo.**
>
> **Cherrie: Então, o ambiente clínico será no rés do chão, com mais envolvimento do CATT, ar**

fresco e um espaço para caminhar. Falámos um pouco sobre ter quinze doentes.

Ao pensar nestas enfermarias de internamento como estando separadas mas ligadas, o estilo de gestão do cordão umbilical é o mais adequado, uma vez que permite a descentralização com alguma necessidade de ser alimentado centralmente, pelo que esta abordagem tem de ser flexível, com a aprendizagem no centro, e deve basear-se no diálogo concebido para explorar e satisfazer as necessidades mútuas, neste sentido do pessoal, dos gestores e dos doentes. A abordagem dos "abelhões da organização" pode ser uma forma útil de descentralizar a gestão (pote central) e manter os enfermeiros nas enfermarias (cordão umbilical) ligados. Para tal, os gestores podem ser convidados a visitar as enfermarias, onde os enfermeiros podem partilhar as suas aprendizagens e onde é possível aceder a recursos para facilitar este processo de aprendizagem. Além disso, o facto de os gestores se deslocarem às várias enfermarias e ajudarem a facilitar a partilha de boas práticas, bem como a utilização de recursos nas diferentes enfermarias, contribuiria para a criação de ambientes de aprendizagem. Ao participarem desta forma, os gestores (pote central) sabem o que se está a passar, sem necessidade de uma entrada forçada, com regras, especificações e limitações. A utilização desta metáfora ajudou-me a desenvolver novas imagens através das quais posso ver e compreender novas acções e comportamentos que ajudam a moldar as minhas práticas, a minha aprendizagem e o meu conhecimento. De seguida, gostaria de destacar a planta-aranha com os seus abelhões como forma de incentivar as imagens da utilização metafórica desta planta.

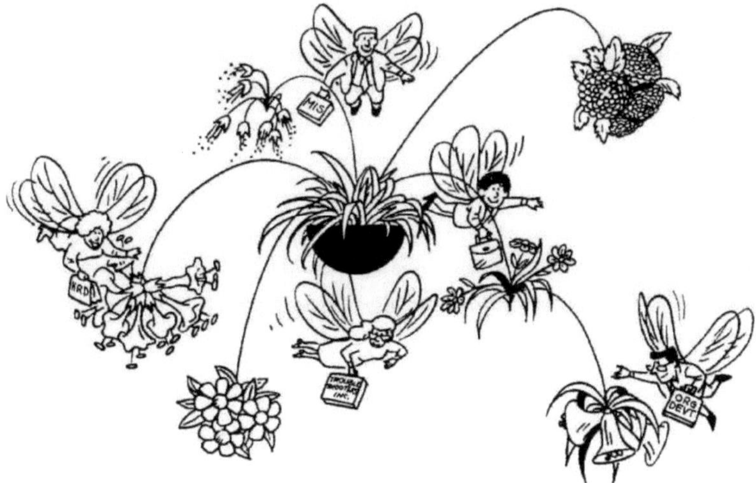

Figura 8.7 Planta de aranha

ABELHÃO ORGANIZACIONAL

Adaptado de Morgan (1997a. p.84)

Histórias de boas práticas

Aqui, exploro com as enfermeiras histórias de boas práticas. Procurarei demonstrar a forma como me posicionei nestas histórias e como me senti posicionada à medida que partilho as minhas próprias reflexões enquanto investigadora/co-investigadora, pois estou consciente de que poderei ter intercetado as minhas próprias histórias de influência. Ao longo do processo de investigação, fui posicionado como investigador externo/interno (Penman, 1994; 1996). Ao refletir sobre estas posições, estabeleci uma ligação com as ideias de Hannah (1994) sobre a forma como damos sentido aos nossos valores culturais. Hannah sugere que devemos prestar atenção à forma como contamos as nossas histórias sobre quem somos num contexto relacional e como isso pode influenciar o que estamos a fazer ou o que nos propomos fazer. Fiquei curioso sobre a forma como a

os enfermeiros poderiam sentir-me como uma enfermeira durante o inquérito de investigação, uma vez que eram sobretudo enfermeiras que participavam no inquérito de investigação. As ideias de Fitzgerald et al (2010) sobre o inquérito apreciativo foram úteis, uma vez que me ajudaram a trazer à tona as histórias de boas práticas que emergiram das enfermeiras. A minha própria sensação de nervosismo ao encontrar-me com cada enfermeiro foi algo que me impressionou, pois tentei basear-me no conhecimento de que também sou humana, com as minhas próprias histórias. Liguei-me às ideias de Lang e Me Adam (1995) sobre a forma como cada um dá conta das suas histórias e sobre as descrições sistémicas que são incluídas na construção de sentido e na narração dessas histórias. Lang e Me Adam (1996, não publicado) falam das preocupações que temos quando nos encontramos com alguém pela primeira vez e da forma como depois co-criamos um contexto para falarmos uns com os outros, o que é muito importante. Sentia-me preocupada e entusiasmada com a perspetiva de falar com as enfermeiras à medida que estas partilhavam comigo os seus pontos de vista e experiências, o que me fazia sentir numa posição muito privilegiada e, ao mesmo tempo, humilde.

Uma vez que surgiram histórias de boas práticas vividas por enfermeiros psiquiátricos em enfermarias de agudos com internamento, basear-me-ei nas ideias de Benner (1989) sobre a primazia do cuidar, em que ela fala da enfermeira como prestadora de cuidados. O cuidar é a sua principal força motriz, as coisas são importantes para ela, sente-se ligada a coisas importantes e, no seu mundo, os sentimentos, pensamentos, acções e o saber estar são de grande importância para ela. A autora continua, convidando-nos a pensar na prestação de cuidados como a criação da condição de que algo ou alguém fora da pessoa é importante e cria preocupações pessoais. Benner (1994) também sugere que não é difícil reconhecer os clínicos peritos, uma vez que estes fazem frequentemente juízos clínicos ou gerem situações clínicas complexas de forma verdadeiramente notável.

Em seguida, discuto o que é co-criado quando os enfermeiros são apoiados e envolvidos em políticas e procedimentos para a criação de ambientes de trabalho seguros, onde existem possibilidades de prestação de cuidados de elevada qualidade.

(Episódio/ Exemplar Número 30)

Cherrie: Que oportunidades tem em relação à criação de políticas e procedimentos? Isto pode ser a nível local?

Enfermeiro 4: Normalmente, participo nas políticas locais, se houver políticas locais que precisem de ser alteradas, acrescentadas ou actualizadas, participo nelas, mas foi-me dada a

oportunidade... estamos a redigir uma nova política de algemas e, como tenho formação para dar formação às pessoas sobre algemas, vou participar na redação dessa política. Vou participar na redação dessa política.

Cherrie: E isso é uma política a nível do hospital?

Enfermeiro 4: Sim, uma política a nível do hospital.

Cherrie: E tens essa oportunidade?

Enfermeiro 4: Sim, sim.

As minhas reflexões, à medida que me relacionava com a ideia do envolvimento do enfermeiro na co-criação de uma política sobre a utilização de algemas, eram que este enfermeiro parecia ter os conhecimentos clínicos necessários para utilizar as algemas. Uma vez que isto contribui para uma prática segura nesta área clínica, que é uma enfermaria segura de saúde mental para adultos, onde estão internados vários doentes forenses para tratamento das suas doenças mentais, é correto e importante que os enfermeiros contribuam para que as políticas e os procedimentos sejam ferramentas úteis para ajudar os enfermeiros da enfermaria a prestar cuidados seguros a todos os doentes e também aos seus colegas.

Benner (1984) sugere que, enquanto enfermeiros psiquiátricos que trabalham em ambiente clínico, são colocados numa função única, devido à natureza da doença psiquiátrica e ao contexto da enfermaria em que trabalham. Os enfermeiros aprendem a compreender os doentes e as suas particularidades. Com isto em mente, é muito importante que os enfermeiros se envolvam na formação de políticas e procedimentos, para que tenham uma melhor compreensão da melhor forma de os utilizar. Ao tentar determinar de que forma as opiniões e experiências desta enfermeira contribuem para o ambiente de aprendizagem clínica, comecei por lhe fazer as seguintes perguntas à medida que prosseguíamos o nosso diálogo:

Cherrie: Muito bem, quais são os seus pontos de vista sobre o que cria um ambiente clínico, quais são os seus pensamentos sobre o que torna o ambiente para os enfermeiros um ambiente de aprendizagem?

Enfermeira 4: Um ambiente de aprendizagem para mim?

Cherrie: Sim, e para os seus colegas.

Enfermeiro 4: Penso que a existência de uma hierarquia cria um ambiente de aprendizagem. Obviamente, ter na nossa enfermaria trabalhadores de apoio, enfermeiros, chefes de equipa, diretores de enfermaria e, acima destes, os diretores clínicos, e essa hierarquia cria um ambiente de aprendizagem, porque, obviamente, há sempre alguém com quem se pode aprender, incluindo eu próprio, enquanto chefe de equipa, e um trabalhador de apoio que está sempre na linha da frente e tudo o mais, e há sempre uma oportunidade de aprendizagem com eles, bem como uma biblioteca de recursos, que não temos aqui, mas penso que ter trabalho baseado em provas à nossa disposição também ajuda.

Cherrie: E onde é que isso seria? Onde é que diria que isso estaria na enfermaria?

Enfermeiro 4: Bem, haverá algumas práticas baseadas em evidências que devem estar na enfermaria, temos um gabinete de apoio com algumas coisas baseadas em evidências, mas a maioria dos hospitais que frequentamos tem uma Biblioteca de Recursos, que não temos aqui, que é externa à enfermaria.

Cherrie: Muito bem, há mais alguma coisa que ache que possa melhorar o ambiente de aprendizagem clínica em termos do impacto/intervenção dos doentes, se necessário? Os doentes têm alguma opinião sobre o que pensam que pode beneficiar o pessoal?

Enfermeiro 4: Não tenho bem a certeza, é óbvio que os doentes que divulgam informações pessoais e o seu historial e coisas desse género podem obviamente ajudá-lo a aprender, vão sempre ajudar, especialmente no que diz respeito às perturbações da personalidade, há muitas vezes um historial que tem um grande impacto no facto de alguém desenvolver ou não uma perturbação da personalidade, por isso, só o facto de os doentes lhe divulgarem certas informações é uma grande oportunidade de aprendizagem.

Cherrie: E depois isso é levado e devolvido à equipa como uma forma de aprendizagem?

Neste caso, esta enfermeira afirmou claramente que a existência de uma hierarquia na estrutura de enfermagem ajuda a criar ambientes de aprendizagem. Na sua opinião, ter um líder e alguém a quem se pode recorrer para obter apoio e orientação, com uma linha clara de responsabilidade, é importante para a aprendizagem. Além disso, o facto de haver uma enfermaria com pessoal suficiente criará, naturalmente, tempo e espaço para aprender e ensinar os outros enfermeiros que trabalham na enfermaria.

Reflectindo sobre o assunto, as ideias de Morgan (1997a) sobre a metáfora da planta-aranha do abelhão organizacional foram úteis à medida que os enfermeiros aprendiam e desenvolviam as várias competências necessárias para trabalhar em todas as enfermarias, à medida que falavam com os seus líderes e partilhavam ideias sobre a melhor forma de prestar cuidados aos seus doentes. Como aprendemos muito com os nossos doentes sobre como sermos bons enfermeiros, Benner (1984) sugere que, como enfermeiros, devemos ser capazes de aprender e desenvolver uma perícia na escuta e na compreensão do significado de uma doença para o doente, bem como dos constrangimentos que essa doença acarreta para o doente, trabalhando sempre no sentido de ajudar os doentes a trabalharem para o seu marco de recuperação.

Utilizei a noção de reflexividade ao dialogar com enfermeiros que trabalham em enfermarias psiquiátricas de internamento. Baseei-me nas ideias de Senge (1999) sobre a forma como as capacidades da organização para trabalhar com modelos mentais envolvem tanto a aprendizagem de novas competências como a implementação das capacidades institucionais que ajudam essas competências a serem aprendidas e desenvolvidas na prática quotidiana. As ideias de Senge (1999) sobre a importância de sermos capazes, enquanto gestores, de refletir sobre os nossos próprios modelos mentais, permitindo que as nossas suposições predominantes sejam reveladas. Senge sugere que, enquanto gestores, não devemos acreditar que os nossos pontos de vista são factos e os únicos disponíveis. Em vez disso, como gestor, deve ter a capacidade de investigar as suas próprias formas de pensar e as dos outros, pois se não for capaz de o fazer, as suas capacidades serão limitadas na experimentação de novas formas de pensar em colaboração. Com base nestes conceitos e reflectindo sobre os meus diálogos com os enfermeiros, chamaria às práticas com os enfermeiros psiquiátricos, e à minha tomada de consciência enquanto gestor, exemplos de **posicionamento e** de **ser**

posicionado. Gostaria de mostrar de seguida uma imagem da planta-aranha onde são tomadas ou dadas diferentes posições ao funcionamento da metáfora do abelhão organizacional.

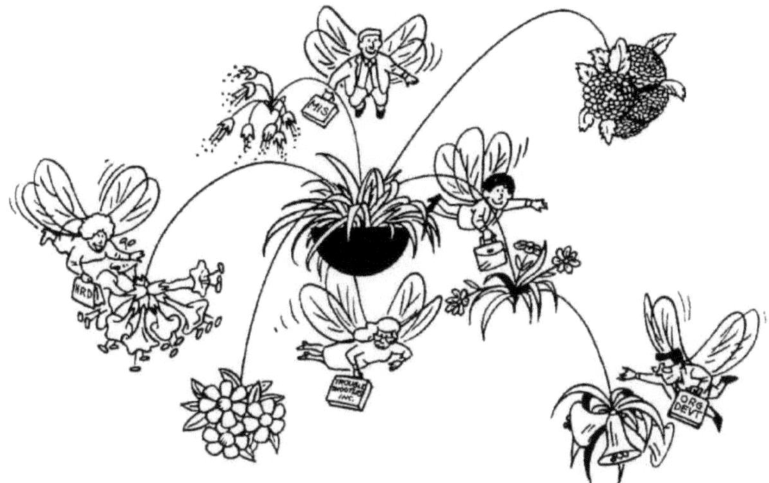

Figura 8.8 Planta de aranha

ABELHÃO ORGANIZACIONAL

Adaptado de Morgan (1997a.p.84)
(Episódio/ Exemplar Número 31)

Cherrie: Ok, ok, qual é a sua opinião sobre o que cria um ambiente de aprendizagem clínica?

Enfermeiro 5:1 Penso que, na verdade, há uma grande variedade de coisas; penso que, em primeiro lugar, tem a ver talvez com a criação da unidade. Penso que tem de estar de acordo com a filosofia dessa unidade. Em segundo lugar, o pessoal, a combinação de competências, a qualidade e o tipo de pessoal que trabalha nessa unidade e também o tipo de clientes, se forem apropriados para esse ambiente, obviamente que isso criará um ambiente de aprendizagem.

Cherrie: Quando se refere à qualidade do pessoal, o que é que quer dizer?

Enfermeiro 5: Em termos das suas competências, da sua formação, basicamente as suas competências e a formação que tiveram.

Cherrie: E quando diz tipo de adolescentes, o que é que quer dizer?

Enfermeiro 5: Penso que os adolescentes que são mais ou menos apropriados para esse serviço, é isso que quero dizer com o tipo, por isso, se dissermos que vamos trazer adolescentes que têm distúrbios de conduta e se tivermos adolescentes, digamos, que têm psicoses e os juntarmos, então temos uma espécie de problema, que interfere com a aprendizagem, que torna a área um ambiente não didático.

Cherrie: Então as psicoses e os distúrbios de conduta não podem estar no mesmo ambiente?

Enfermeira 5: Pela minha experiência, tenho visto que tem sido um desastre ter esses dois num ambiente juntos. Perturba um pouco o ambiente clínico e a atmosfera.

Cherrie: Muito bem. Algum dos seus outros colegas tem a mesma opinião?

Enfermeiro 5: Sim, pela minha experiência de supervisão de grupos e pela discussão geral com outros funcionários, senti que eles estavam inclinados para essa ideia de que era bastante perturbador e que as duas coisas não andavam de mãos dadas (pausa)...

A enfermeira 5 era uma enfermeira psiquiátrica qualificada e experiente, que sentiu que o ambiente precisava de seguir o protocolo e a filosofia estabelecidos pela enfermaria, uma vez que os adolescentes admitidos nesta enfermaria não cumpriam os critérios de admissão na enfermaria. Neste ponto, a enfermeira parecia estar bloqueada, uma vez que não era capaz de descrever ou partilhar quaisquer experiências de aprendizagem decorrentes do facto de estar na enfermaria, ao mesmo tempo que era clara e pormenorizada quanto aos diagnósticos dos adolescentes admitidos, e que a combinação de um conjunto tão diverso de adolescentes na mesma enfermaria estava a dificultar a aprendizagem.

Reflectindo sobre o assunto, fiquei curiosa para saber se a enfermeira se apercebeu de que ela e os seus colegas tinham, de facto, aprendido que a diversidade do grupo de adolescentes estava a dificultar diferentes tipos de aprendizagem, embora esta estivesse a ter lugar.

Para esta enfermeira, a supervisão era algo que lhe faltava, pois considerava que a supervisão em grupo teria sido uma forma útil de aprendizagem pessoal e de criação de ambientes de aprendizagem clínica. Ao refletir sobre as possibilidades disponíveis para esta enfermeira, com quem pode ela falar de forma a criar possibilidades? Liguei-me às ideias de Seikkula e Arnkil (2006) sobre redes e diálogos que se situam nas fronteiras entre e dentro das redes profissionais e pessoais. Sugerem que a atitude, a perspetiva e a forma de pensar de cada um têm igual, se não maior, importância na compreensão do significado das relações para um indivíduo. Sugerem ainda que os contextos multi-agências são complexos, sendo esta complexidade extensiva às famílias ou aos doentes, bem como à equipa mais alargada do pessoal. Através de mais perguntas e do diálogo com a enfermeira, ela conseguiu identificar que tipo de actividades, acontecimentos e contextos **ajudam a criar aprendizagem, no (Episódio/ Exemplar Número 32)** abaixo. Continuámos o nosso diálogo.

Cherrie: Muito bem, e passando à pergunta seguinte, com que frequência recebe supervisão clínica e isso ajuda a criar um ambiente de aprendizagem?

Enfermeiro 5: Idealmente, eu deveria receber supervisão clínica uma vez por mês, mas no meu ambiente clínico, por ser um ambiente bastante volátil, que pode ser bastante perturbador devido à violência e à agressão, torna-se uma unidade muito movimentada e, também, por ser uma unidade de internamento de urgência de 24 horas, não é possível ter supervisão uma vez por mês, porque estamos tão ocupados que não temos tempo e acabamos por passar três a quatro meses sem ter qualquer supervisão.

Cherrie: Então a supervisão não é possível devido à natureza da enfermaria?

Enfermeiro 5: Sim, (pausa).

Cherrie: Quais são os efeitos de não poder ter supervisão durante, digamos, um período de três meses? Que tipo de impacto pensa que isso pode ter no ambiente clínico em termos de aprendizagem e de desenvolvimento de enfermeiros competentes?

profissionais? Pensa que este facto tem um impacto nas competências dos enfermeiros? Acha que as suas competências serão maiores ou menores?

Enfermeiro 5:1 Penso que a competência dos enfermeiros pode ser reduzida, porque os enfermeiros estão bastante frustrados. Há muita frustração e as pessoas estão a ficar esgotadas e não têm um canal adequado para expressar as suas preocupações, a sua frustração, nem mesmo para fazer perguntas, pelo que estão sempre a queixar-se entre si e há uma vibração negativa, porque as pessoas não estão a canalizar as suas emoções, sentimentos e as suas opiniões de forma adequada e estão apenas a murmurar entre si à medida que avançam nesse ambiente bastante difícil, o que tem um impacto negativo, porque há pessoas que telefonam a dizer que estão doentes e, mesmo no trabalho, é possível ver que as pessoas não estão a dar o seu melhor (pausa)....

Cherrie: Na sua opinião, o que é que precisa de ser diferente para que as pessoas comecem a ter um desempenho máximo em termos de olharmos para o ambiente clínico? O que é que seria útil para ajudar a desenvolver a aprendizagem que tem lugar nesse ambiente?

Enfermeiro 5: Penso que tem de haver uma estrutura, uma estrutura bastante robusta, em torno da supervisão e que tem de ser muito estanque, de modo a que, independentemente do que se passa na unidade, haja uma disposição para a supervisão, quer seja através da contratação de pessoal suplementar durante algumas horas, de modo a que as pessoas possam ser levadas e supervisionadas de uma forma que tenham tempo para o fazer.

Cherrie: Muito bem. Qual é a área da supervisão clínica? Qual é a área do ambiente clínico que considera mais útil? O que é que o ambiente clínico tem de útil? Tal como está atualmente?

Enfermeiro 5: Bem (pausa).... Na verdade, estou a ter de pensar (pausa).... neste momento no que (pausa) ... não consigo pensar em nada que seja muito útil porque, de um modo geral, (pausa) ... a unidade que temos neste momento não é uma espécie de ambiente muito bom para adolescentes, é mais feita à medida para, penso eu, doentes adultos com menos agressividade e violência, por isso é realmente contraproducente para o tipo de clientes que temos.

Durante o nosso diálogo, a enfermeira 5 pareceu compreender muito bem que esta enfermaria não estava a ser um ambiente de aprendizagem clínica. Ela tinha uma opinião muito forte sobre a forma como a aprendizagem não estava a ter lugar e sobre o que era necessário para que a aprendizagem tivesse lugar. Numa das suas respostas sobre o que pode criar aprendizagem, foi claro que a supervisão estava a faltar e era muito necessária. A sua perceção de que o ambiente clínico não era capaz de satisfazer as necessidades do doente adolescente foi expressa com clareza. Reflectindo sobre isto, esta enfermeira era altamente competente e precisava de apoio para partilhar a sua competência com os colegas. No entanto, estava a ter dificuldades e parecia não saber com quem deveria falar para que a mudança fosse possível. Tinha a certeza de que era necessária uma estrutura clara e de que a supervisão devia ocupar um lugar de destaque na ordem de trabalhos para que a aprendizagem pudesse ter lugar. A sua expressão sobre a moral do pessoal, as conversas de corredor inúteis e o facto de os funcionários não se sentirem capazes de desempenhar as suas funções de prestação de cuidados com o nível necessário e esperado deles, foi algo que me impressionou como uma enfermaria em crise. Fiquei impressionado com o poder do seu diálogo comigo e senti que a organização, no seu todo, precisava de responder às necessidades do pessoal e dos adolescentes da enfermaria. Neste ponto, liguei-me a Senge (1999), que sugeriu que as nossas melhores ideias e percepções não são postas em prática devido a modelos mentais profundamente enraizados, uma vez que estes nos levam a imagens internas limitadas de como o mundo funciona. Estas imagens limitam-nos a formas familiares de pensar e agir. A nossa capacidade de começar a gerir estes modelos mentais, testando e melhorando as nossas imagens internas de como gostaríamos que o nosso mundo organizacional funcionasse, é promissora para a criação de organizações de aprendizagem e continua a ser um desafio para nós. Um pensamento que tive foi que esta enfermeira estava de facto a aprender enquanto falávamos sobre os próximos passos que eram necessários para transformar a enfermaria numa enfermaria mais segura e melhor, onde a aprendizagem clínica é muito importante. Alguns conceitos teóricos sobre os quais reflecti para me ajudar a pôr em palavras o que senti que estava a acontecer foram as ideias de Bateson (2000) sobre a diferença que faz a diferença, onde ele descreveu a semelhança como diferente da diferença, onde ele descreveu a diferença como uma ideia que não pode ser localizada, onde há um número infinito de diferenças dentro de um diálogo, mas apenas algumas dessas diferenças fazem a diferença. Para mim, as ideias de Bateson sugerem que, enquanto enfermeiros, devemos estar sempre interessados em notar a diferença que pode fazer a diferença na forma como nós, enfermeiros, podemos criar aprendizagem nos nossos ambientes clínicos. Entendi isso como sendo o facto de os enfermeiros terem semelhanças na

Para além dos seus pontos de vista e experiências, precisavam agora de ter uma maior noção do que é necessário para fazer a diferença, o que é importante para as formas como a aprendizagem pode ter lugar nestas enfermarias, de modo a que as diferenças que fazem a diferença nos cuidados se tornem possíveis. A ideia de Cecchin (1987) sobre a curiosidade e a neutralidade foi um conceito que defendi durante o processo de investigação, à medida que falava com os enfermeiros, tendo sempre presente as minhas próprias experiências de trabalho em enfermarias de doentes psiquiátricos agudos. Também considerei útil a utilização da ideia de Harre e Langenhove (1999) sobre a teoria do posicionamento na minha reflexão sobre a análise ou a criação de significado a partir da transcrição das enfermeiras. Harre e Langenhove (1999) sugerem que o posicionamento vem acompanhado de numerosos tipos de direitos de fala que são proporcionados por diferentes posições discursivas, em que os direitos, deveres e obrigações contribuem para este posicionamento, dando origem a quem tem o direito de falar dentro ou fora da sua vez e em que contextos. No âmbito do processo de investigação, isto significou que tive de me posicionar num estado de reflexão calma, assumindo por vezes uma posição de curiosidade, neutralidade, reflectindo sempre sobre as várias posições que assumi ou em que fui posicionado.

Outro conceito que considerei útil foi a ideia de Kendall e Wickham (1999) de que não devemos procurar as causas de um problema, mas sim as contingências, uma vez que a maioria de nós tem o hábito de procurar as causas. Utilizei esta ideia para fazer emergir os sentimentos do que já existe no contexto destas enfermarias, trazendo à luz os seus constrangimentos, bem como as suas possibilidades, em que o foco era o que estava a acontecer nas enfermarias e não a causa dos acontecimentos e trabalhando em termos de significados.

À medida que prosseguíamos o nosso diálogo, explorámos aquilo a que passarei a chamar **histórias de diferença** de um enfermeiro que trabalha na enfermaria de adolescentes do sexo masculino. **(Episódio/ Exemplar Número 33)**

Cherrie: Então, neste momento, a unidade é contraproducente?

Enfermeiro 5: Sim, sim, (pausa)...

Cherrie: Se fosse para o tornar produtivo, que tipo de coisas tiraria dele e o que deixaria nele?

A enfermeira 5:1 eliminaria os enormes espaços abertos que lá existem, porque se descobre que os enormes espaços abertos são onde os clientes têm muito tempo para andar de um lado para o outro e é aí que começam as brigas e há pequenos grupos de pares e é aí que começa a agressão. Eu teria mais quartos e decorá-los-ia de uma forma que fosse um pouco amigável para os adolescentes e também, em vez de ter os tradicionais corredores longos de um quarto, dividiria os corredores em dois, onde se pode ter uma espécie de área de alta dependência e uma área onde eles estão a melhorar e prontos para seguir em frente e geri-los dessa forma.

Cherrie: Porque é que faria isso, porque parece muito interessante e parece que é algo em que pensou muito?

Enfermeiro 5: Provavelmente, com a configuração atual que tínhamos, parece haver muitos problemas, pois como tudo está num corredor, há uma mistura de pessoas que se estão a preparar para deixar a unidade porque estão bem e depois há as pessoas que acabaram de chegar e estão na fase aguda das suas psicoses ou dos seus problemas e estão todas misturadas e isso pode ser bastante assustador para os doentes e, por causa disso, há coisas como o bullying e é bastante difícil de monitorizar e controlar. Por isso, se os separarmos, será mais fácil gerir a situação, pois estarão em dois corredores diferentes e os grupos serão mais pequenos, em vez de termos quinze camas num só corredor.

Cherrie: Muito bem, que aspeto do ambiente clínico considera que melhorou a sua prática na prestação de cuidados? E, em caso afirmativo, como é que isso aconteceu?

Enfermeira 5: (pausa).... Posso voltar a essa pergunta porque sinto que preciso de pensar sobre ela?

Cherrie: Ok, ok, que aspeto do ambiente clínico prejudicou a sua capacidade de prestar cuidados de elevada qualidade?

Enfermeiro 5: (pausa)... Basicamente, diria mais uma vez que a configuração, a estrutura do ambiente clínico, porque é suposto a unidade ser muito terapêutica e, como já disse, tudo se passa num corredor e temos enormes espaços abertos, mesmo que estejamos numa pequena sala dentro desse espaço aberto e estejamos a tentar ter relações terapêuticas com os doentes, torna-se muito difícil porque as coisas estão a acontecer do lado de fora de uma fina janela de vidro, é muito barulhento, não se consegue ter essa concentração e esse ambiente terapêutico onde se está a ter uma boa discussão e é realmente terapêutico, porque se está a tentar fazer algo realmente terapêutico e está tudo a acontecer lá fora e eu achei isso muito difícil e ....

Aqui, reflectindo, pude ver como era difícil para a enfermeira ver possibilidades de aprendizagem na área clínica. Ao refletir, fiquei curiosa acerca do nosso diálogo e coloquei a mim própria muitas questões, sendo a principal a seguinte: como é que o diálogo pode ajudar a facilitar histórias de diferenças e que tipo de diálogo é necessário para que essas histórias surjam? Reflectindo, esta questão foi respondida pela minha capacidade de fazer perguntas circulares e de estar presente e envolvida durante todo o processo de entrevista com as enfermeiras. Consegui também manter-me curiosa e consciente da minha posição dentro da organização como investigadora interna/externa, lembrando-me de que os pontos de vista e as experiências dos enfermeiros sobre o que cria aprendizagem no ambiente da Clínica I eram as vozes mais importantes no inquérito de investigação. A enfermeira ganhou vida com as possibilidades ao contar estas histórias de diferenças de como e o que ela pensa que precisa de acontecer, ao falar sobre o espaço no ambiente que não é propício à prestação de cuidados. Falou sobre ter mais quartos, estes quartos serem decorados de uma forma amigável para os adolescentes. Falou da possibilidade de dividir os corredores para que a enfermaria pudesse ser dividida em especialidades, o que tornaria a enfermaria mais fácil de gerir, com menos possibilidades de os pacientes entrarem em brigas uns com os outros e poderem prestar os cuidados adequados necessários aos pacientes. Esta enfermeira parece ter refletido muito sobre esta ideia e sobre as possibilidades de prestar melhores cuidados na enfermaria. Reflectindo sobre o assunto, a mudança nas suas respostas parece ter ocorrido no momento em que lhe perguntei que aspeto da área clínica considerava ter melhorado a sua prática na prestação de cuidados. Senti que esta enfermeira não acreditava que a área clínica desta enfermaria tivesse contribuído para a sua prática e, por conseguinte, queria que eu soubesse que o seu conhecimento não provinha do facto de ter estado nesta enfermaria, uma vez que o ambiente da enfermaria, tal como ela o via, não era o melhor local para estar.

Creio que isto a colocou de novo na posição de problemas e não de possibilidades, em que o ambiente se torna um local onde a aprendizagem é difícil, se não impossível, de criar aprendizagem no seu estado atual. No **Episódio/Exemplo 34**, partilharei momentos que me impressionaram durante o meu diálogo com a enfermeira, pois descobrimos que ela aprendeu, de facto, muito no ambiente clínico e que também foi capaz de ensinar outros enfermeiros no ambiente.

Cherrie: Então, diria que isso prejudicou a sua capacidade de realizar o seu trabalho ao mais alto nível?

Enfermeiro 5: Sim, tem sido e para eu ter uma auditoria adequada sobre se o trabalho que estou a fazer está realmente a funcionar, não sei se poderia ter sido melhor se estivéssemos num ambiente diferente, sabe, coisas desse género.

Cherrie: Muito bem, penso que isto respondeu a algumas partes da pergunta: que aspeto do ambiente clínico a ajudaria a melhorar a sua capacidade de exercer a profissão, uma vez que já está a pensar em auditorias e alterações

Enfermeiro 5: Sim, sim

Cherrie: Ok, ok, o ambiente clínico melhorou a sua confiança para trabalhar nas enfermarias?

Enfermeiro 5: Tem, quer dizer, como nas outras enfermarias?

Cherrie: Sim e também para trabalhar na vossa ala

Enfermeiro/a 5: Foi muito bom, porque, sendo vinte e quatro horas de tratamento agudo, nunca sabemos que apresentação vamos ter e já trabalhei com diferentes clientes com diferentes apresentações e tive a oportunidade de estar na frente para tomar decisões e isto é muito desafiante, uma enfermaria muito desafiante, mas conseguimos ultrapassar isso e posso dizer com satisfação que aumentou a minha confiança, porque tive de usar o meu discernimento clínico, usar todas as minhas competências de enfermagem e é bom ver quando temos resultados positivos no final e isso aumentou realmente a minha confiança

Cherrie: Muito bem, em, se eu perguntasse aos teus colegas o que pensam sobre a forma como estás a trabalhar, o que achas que eles diriam? Se eu lhe perguntasse o que é que eles acham da tua capacidade de praticar, o que é que achas que eles diriam?

Enfermeiro 5: (Risos, risos) .... Penso que provavelmente ficariam satisfeitos com as minhas capacidades de liderança no local de trabalho, possivelmente durante incidentes e coisas do género, em que há uma situação muito difícil e assustadora, e eu provavelmente estaria na linha da frente e apoiaria a equipa, não teria medo e seria apenas um bom líder de equipa, e esperaria aumentar a confiança das outras pessoas e trabalharia em equipa.

Cherrie: Muito bem. O que é que diria sobre si que a ajuda a fazer isso? Quais são as suas capacidades que fazem de si um líder, um líder de equipa e um modelo para os enfermeiros em formação? O que é que traz para a equipa para tornar isso possível?

Enfermeiro 5: Penso que é porque sou calmo. Não entro em pânico, não sei como o aprendi, penso que foi provavelmente ao longo dos anos a trabalhar em ambientes diferentes, mas tenho consciência de que estou bastante calma quando há um incidente, estou mesmo calma e tento pensar muito rapidamente no que tem de acontecer e contacto com outras equipas para saber o que temos de fazer em conjunto e estamos juntos nisto, em vez de nos limitarmos a dizer o que tem de ser feito e depois estamos todos de acordo e vamos lá fazer alguma coisa, E ter essa confiança e fazer com que a sua equipa sinta que tem confiança no que está a fazer e que sabe o que está a fazer, e a experiência que adquiri desde que me qualifiquei, os anos de experiência, também ajudam.

Reflectindo sobre os pontos de vista e experiências desta enfermeira, à medida que os partilhava comigo, pude ajudá-la a identificar áreas de práticas que tinham sido boas experiências de aprendizagem para ela e para os seus colegas, apesar de o ambiente ser de vinte e quatro necessidades de cuidados de saúde agudos e dos desafios que isso acarreta; a enfermeira sentiu-se capaz de usar o seu discernimento clínico, o que, por sua vez, aumentou a sua confiança. A enfermeira 5, que no episódio 1 não parecia ser capaz de refletir sobre a sua prática, foi capaz, no final da entrevista, de falar sobre o seu estilo de liderança de forma mais reflectida. Conseguiu destacar os seus pontos fortes, como o facto de ser uma pessoa calma e sem pânico quando se encontra num incidente. Partilhou a sua capacidade de pensar muito rapidamente em situações difíceis e de trabalhar bem com o pessoal da enfermaria e com os membros da equipa. Foi capaz de realçar o quanto tinha aprendido, apesar de inicialmente achar que o ambiente não oferecia oportunidades de aprendizagem aos enfermeiros.

Resumo

Gostaria de resumir aqui o que aprendi com a minha reflexão sobre as práticas de gestão conducentes à prestação de cuidados em unidades de internamento psiquiátrico. Gostaria também de partilhar algumas das conclusões dos enfermeiros quando dialogámos sobre o que seria necessário para que estas enfermarias se tornassem ambientes de aprendizagem clínica. O que considerei útil foi a possibilidade de utilizar as ideias de Morgan (1993; 1997a; 1997b; 1989) sobre a utilização de metáforas para nos ajudar a visualizar as nossas organizações e as nossas práticas enquanto gestores e líderes. Pude analisar o diálogo com os enfermeiros e questionar as minhas razões para as perguntas que fiz e o meu papel no diálogo em relação ao que foi solicitado no diálogo, um conceito de Andersen (1990) em que o diálogo é um processo bidirecional em que as reflexões e a auto-reflexividade são utilizadas para informar a forma como nos tornamos transparentes no nosso estar juntos. A utilização da planta-aranha como metáfora para explorar o diálogo com os enfermeiros foi particularmente útil.

Baseando-nos nos conceitos de vários autores, por exemplo Bateson (2000), que fala dos problemas como sendo sistémicos e que todos fazemos parte de sistemas maiores e que a parte nunca pode controlar o todo, para compreender os enfermeiros que participaram no inquérito de investigação, todos eles têm um papel no sistema mais vasto e, para que a mudança ocorra, a direção e os enfermeiros têm de chegar a uma síntese de pontos de vista sobre a forma de passar para uma posição em que um ambiente de aprendizagem clínica se torne possível, em que seja dada a devida consideração ao que é necessário para todos. Eu diria que, a menos que a direção mude a sua forma de trabalhar e a sua compreensão do que é necessário no ambiente clínico para que a aprendizagem tenha lugar, os enfermeiros continuarão a ter dificuldades em prestar cuidados de elevada qualidade, o que só é possível se houver espaços de aprendizagem nesses ambientes. Apela-se a um inquérito de investigação para saber como é que os gestores/administradores entendem que é importante haver aprendizagem no ambiente clínico e o que é necessário para criar estes ambientes de aprendizagem nas enfermarias psiquiátricas de internamento.

As ideias de Cecchin (1987) sobre hipóteses, curiosidade e neutralidade foram conceitos que utilizei para me lembrar da necessidade de me concentrar no que era importante para os enfermeiros falarem durante a entrevista, especialmente porque eu também trabalhava na organização. Um exemplo disto foi o facto de me ter lembrado de não me agarrar ao meu próprio truísmo sobre o que era importante para os enfermeiros. Algumas das conclusões destes diálogos ilustraram a aprendizagem considerável que teve lugar nestas áreas clínicas. Os enfermeiros sentiram que a supervisão era inexistente nestas áreas e que, quando ocorria, não respondia às principais necessidades dos enfermeiros, pelo que solicitaram que a supervisão ocorresse de forma mais regular e planeada. Alguns enfermeiros pediram que a supervisão fosse efectuada informalmente no ambiente clínico, numa base diária, turno a turno. Outro era que as enfermarias precisavam de ter enfermeiros com formação especializada no turno para que pudessem partilhar a sua aprendizagem com outros enfermeiros numa base diária, turno a turno. Outra era que os enfermeiros precisavam de uma linha de responsabilidade clara e estruturada para que a aprendizagem pudesse ter lugar de uma forma útil e estruturada. Os enfermeiros pediam enfermarias mais pequenas e com melhor disposição, uma vez que as enfermarias nem sempre eram adequadas ao seu objetivo. Solicitavam que as enfermarias dispusessem de pessoal a um nível seguro, o que permitiria prestar melhores cuidados aos doentes e criar espaço para a aprendizagem no ambiente clínico.

De um modo geral, as enfermeiras estavam satisfeitas com o seu trabalho e sentiam que estavam a fazer o seu melhor para trabalhar com os recursos de que dispunham. Os conceitos utilizados também trouxeram novas formas de compreender os encontros dialógicos com os enfermeiros, bem como me ajudaram a pensar para além das minhas próprias compreensões, criando assim possibilidades para mim sobre como prosseguir nas minhas práticas. O capítulo que se segue encerra este livro por agora...

CAPÍTULO 9

O encontro de um inquérito: sugerir melhorias de aprendizagem no ambiente clínico das enfermarias de internamento psiquiátrico

Neste capítulo, o meu objetivo é destacar os resultados do inquérito de investigação. Ao pontuar os meus resultados, mostrarei a importância que os enfermeiros sentem que o seu trabalho tem sido e continua a ser. Revisitarei as questões de investigação e os tópicos que foram explorados e apresentarei um resumo de cada um dos factores-chave nos capítulos anteriores, estabelecendo ligações com as questões de investigação e as minhas reflexões. Este capítulo destaca as opiniões dos enfermeiros sobre as possibilidades de trabalhar num ambiente onde existem mais recursos e onde os cuidados são importantes para os enfermeiros que prestam os cuidados, bem como para os que os recebem. Mostro como os tópicos do inquérito de investigação me ajudaram a ilustrar os desafios e o prazer em que as enfermeiras estiveram envolvidas ao longo desta jornada. Continuam a trabalhar incansavelmente nas várias enfermarias de internamento psiquiátrico, bem como a coragem e o amor pelos seus papéis de prestadores de cuidados que partilharam comigo.

No primeiro capítulo, apresentei as minhas razões para estar interessado em fazer este inquérito de investigação e porquê agora. Com a conclusão deste processo, as minhas razões iniciais tornaram-se mais fortes. Os resultados da investigação puseram em primeiro plano a bondade e a vontade com que os enfermeiros iniciaram o seu percurso para se tornarem enfermeiros e a forma como essa bondade se manteve ao longo do tempo. No entanto, o ambiente em que estavam a prestar cuidados precisava de mudar de forma a que os enfermeiros pudessem continuar a cuidar dos seus doentes com muito mais conhecimento, entusiasmo e paixão.

À medida que fui explorando os ambientes de aprendizagem clínica nas enfermarias de internamento psiquiátrico, senti que tinha agora uma melhor compreensão da razão pela qual tinha sentido tanta inquietação na enfermaria onde o meu pai era tratado. Sinto agora que é necessário efetuar algumas mudanças importantes nestes ambientes para que os enfermeiros possam ter o tempo e o espaço necessários para a sua aprendizagem e desenvolvimento na prestação de cuidados da melhor qualidade.

Ao revisitar os temas e as conclusões que surgiram, compreendi que as suas opiniões e experiências de aprendizagem em ambientes clínicos nem sempre foram ouvidas.

Na verdade, as suas vozes raramente foram ouvidas ou, de facto, compreendidas. Continuo também interessada nas ideias de Shotter (2008) sobre o pensamento "sobre" versus o pensamento "sobre". Shorter lembra-nos que devemos pensar na singularidade dos outros e não os ver como parte de um processo de resolução de problemas, pois isso leva a que sejam todos iguais. Em vez disso, temos de entrar numa relação dialogicamente estruturada com esses outros únicos, que nos ajudará a compreender como prosseguir na prática com eles. As minhas reflexões prendiam-se com a forma como os enfermeiros se podem envolver com os enfermeiros seniores e com a direção para encontrarem uma ou mais formas de prosseguirem juntos no processo de melhoria do ambiente de aprendizagem clínica para os enfermeiros.

Tanto os enfermeiros qualificados como os não qualificados falaram comigo sobre os seus pontos de vista e experiências quanto aos tipos de eventos, comunicações e conselhos dos seus colegas, momentos de ensino específicos e outras experiências informativas que os ajudaram a compreender as suas necessidades de aprendizagem e o que os ajudaria a criar um ambiente de aprendizagem clínica nas suas várias enfermarias de saúde mental com internamento. Na sua maioria, todos concordaram com a falta de oportunidades de aprendizagem que consideravam necessárias nos ambientes clínicos ou nas enfermarias. Fiquei impressionada com a sua auto-reflexividade, ponderação e, por vezes, frustração na tentativa de criar espaços de aprendizagem adequados à identificação das suas necessidades de aprendizagem. Reflectindo sobre o assunto, pensei que as enfermeiras sabiam o que era necessário para as equipar com a sua aprendizagem. No entanto, talvez não tenham tido a oportunidade de as partilhar com o pessoal de gestão que as poderia apoiar nas suas necessidades de aprendizagem. Parecia existir uma barreira entre elas e a hierarquia quanto à forma de acederem às suas necessidades de aprendizagem.

Nos Capítulos Um e Dois encontram-se as minhas reflexões e pensamentos adicionais sobre a razão pela qual optei por utilizar estes conceitos para iluminar o meu inquérito de investigação, por oposição a outros conceitos teóricos que poderia ter utilizado neste inquérito de investigação. Considerei a utilização das ideias construcionista social e sistémica como ferramentas úteis para dar sentido à conversa, ao diálogo e às transcrições escritas que resultaram das conversas com as enfermeiras. Depois de considerar outros métodos de análise, decidi que era com a análise do discurso que queria trabalhar. Também senti que a análise do discurso era para mim a melhor forma de dar sentido às conversas e ao diálogo com os enfermeiros, uma vez que se aproximava mais das ideias construcionistas sociais e sistémicas de como se pode dar sentido ao mundo social; estes conceitos centram-se em temas e padrões identificáveis da experiência vivida ou do comportamento observado (Burck, 2005).

Ao explorar os relatos que emergem sobre o que constitui um ambiente de aprendizagem clínica e o modo como essas histórias contribuem para a prática clínica, os Capítulos Quatro e Oito trouxeram alguns destes aspectos para o primeiro plano, uma vez que os enfermeiros partilharam os seus pontos de vista e experiências sobre o que um ambiente de aprendizagem clínica poderia parecer, sentir e ser para eles. A minha sensação inicial era de que cada enfermeiro poderia contar uma história muito diferente sobre o que significava para eles um ambiente de aprendizagem clínica. No entanto, à medida que o processo foi decorrendo, tive a sensação de que as suas histórias eram, de facto, muito semelhantes. Todas elas tinham uma noção do que era necessário e do que faltava no ambiente de aprendizagem clínica, embora houvesse enfermeiras experientes, menos experientes, qualificadas e não qualificadas que participaram no inquérito de investigação. As realidades e as expectativas dos enfermeiros eram também muito semelhantes; tudo isto apontava para as necessidades básicas de o ambiente ter tempo, espaços e enfermeiros experientes em cada turno.

Ao refletir sobre os enfermeiros que trabalham nestas áreas de grande complexidade e sobre as conclusões das minhas conversas com os enfermeiros psiquiátricos, fiquei impressionada com o que eu diria que continua a ser um trabalho contínuo para os enfermeiros, nomeadamente a capacidade de refletir mais sobre as implicações para os doentes nestes ambientes clínicos. Também na forma como se relacionam com os seus gestores ou líderes, com quem poderão partilhar os seus relatos sobre o que constitui um ambiente de aprendizagem clínica. Estas enfermeiras foram capazes de identificar áreas de formação que consideraram úteis tanto para a sua aprendizagem como para o desenvolvimento da sua confiança em procurar aqueles que poderiam influenciar o sistema para atuar sobre estas possibilidades de libertar tempo para aprender. Os enfermeiros falaram da sua necessidade de se desenvolverem mais e de a equipa sénior os apoiar no desenvolvimento da sua capacidade de investigarem melhor quais os aspectos do ambiente clínico que contribuiriam para as suas práticas de prestação de cuidados de elevada qualidade aos doentes e quais os aspectos que seriam prejudiciais. Na sua opinião, isto poderia ser feito através de uma supervisão clínica regular, quer formal quer informal, nos cuidados quotidianos que prestavam aos/com os seus pacientes.

No capítulo cinco, fiquei impressionada com as opiniões dos enfermeiros sobre a sua sensação de estarem demasiado organizados pela direção da organização e com os constrangimentos que esta forma de sentir impunha à sua noção de prestação de cuidados que se esperava deles. No decurso das minhas entrevistas de investigação, os enfermeiros descobriram que a aprendizagem tinha ocorrido no ambiente da enfermaria, embora ainda não se tivessem apercebido disso. Compreendi o nível de insatisfação dos enfermeiros de uma forma que nunca tinha compreendido enquanto gestora, uma vez que os enfermeiros partilharam as suas experiências de não terem experimentado uma aprendizagem que sentissem que podiam aplicar à sua prática. Na sua opinião, este facto resultava da forma como a organização dificultava a aprendizagem do seu pessoal, através da forma como a organização o organizava.

Alguns enfermeiros disseram que sentiam que precisavam e gostariam de ter experimentado um tipo diferente de aprendizagem. No entanto, nem sempre foram capazes de expressar de que forma ou como gostariam que fosse a experiência de aprendizagem. No entanto, alguns enfermeiros foram capazes de praticar os cuidados de uma forma diferente, apesar de estarem numa organização que sentiam ou experienciavam como organizando a sua prática de uma forma que os limitava. As ideias de Benner (1984) sobre o profissional perito, como sendo alguém que faz frequentemente juízos clínicos, alguém que é capaz de gerir situações clínicas complexas de forma verdadeiramente notável e que tem uma visão do que é possível numa situação clínica, foi algo que me chamou a atenção em relação aos enfermeiros que prestam cuidados em situações complexas. Na minha opinião, os enfermeiros peritos foram capazes de trabalhar de forma competente, apesar da sensação de organização excessiva das suas práticas, uma vez que foram capazes de perceber quais as possibilidades organizacionais, de entre um número limitado de possibilidades, que lhes estavam abertas, de modo a que as suas escolhas permitissem que as suas práticas fossem experiências de aprendizagem, bem como a prestação de cuidados clínicos sólidos.

Ao refletir sobre as ideias de comunidades de enfermagem em que o conhecimento partilhado como forma de prática poderia ser desenvolvido nas enfermarias, libertando assim espaços de aprendizagem, o capítulo 6 delineou alguns dos pontos de vista, experiências e ideias dos enfermeiros sobre o desenvolvimento de uma comunidade de prática aberta e não uma comunidade de prática fechada. Fiquei impressionada com a capacidade dos enfermeiros para partilharem os seus pontos de vista de uma forma tão clara e concisa, que me permitiu obter uma imagem visual do que seria uma comunidade de prática, tanto para os enfermeiros como para os doentes destas enfermarias. Durante o processo de escrita e de conversação com os enfermeiros, compreendi que não me tinha apercebido de que uma comunidade de prática nunca é um processo concluído;

é antes uma visão em desenvolvimento, no âmbito da qual o pessoal se sente capaz de trabalhar com complexidades, capaz de desafiar e respeitar os pontos de vista dos outros, ao mesmo tempo que trabalha com equipas que possuem um elevado nível de conhecimentos especializados e onde a equipa cria espaços para partilhar os seus conhecimentos.

Os enfermeiros sentiram a necessidade de se reunirem em espaços de aprendizagem planeados para que o conhecimento pudesse ser partilhado e adquirido. Nas três áreas que inquiri, que eram as enfermarias de adultos agudos, de adultos seguros e de adolescentes masculinos seguros, o que se fez sentir fortemente foi que todos os enfermeiros psiquiátricos sentiam que precisavam de ter uma voz dentro da organização e da sua hierarquia de estruturas de equipa. Nestas enfermarias, havia também a sensação de que todos os enfermeiros queriam, e por vezes precisavam, de mais enfermeiros especializados a trabalhar nas equipas. O que mais me chamou a atenção foi a forma como os enfermeiros estavam conscientes da necessidade de colocar os cuidados dos doentes no centro de tudo o que faziam, oferecendo aos doentes a possibilidade de terem mais escolha e controlo sobre as suas próprias necessidades de cuidados de saúde. Outra constatação que me chamou a atenção foi o facto de, embora os enfermeiros estivessem plenamente conscientes das práticas necessárias, muitas vezes se calavam quando as suas necessidades tinham de ser expressas. Em todas as enfermarias, havia uma sensação comum de que as competências e capacidades dos enfermeiros estavam bem presentes. No entanto, havia também um sentimento partilhado de que não lhes eram dados os recursos de que necessitavam para realizar o seu trabalho a um nível competente. Verificou-se também que o diálogo ocorria em contextos em que os enfermeiros se sentiam apoiados e em que o episódio de cuidados em que estavam envolvidos também era apoiado de uma forma que tinha uma abordagem de equipa e uma conjugação de competências e capacidades.

Foram várias as dificuldades com que os enfermeiros se depararam durante a prestação de cuidados. Algumas delas foram a falta de espaços de reflexão para os enfermeiros, a necessidade de aceder à supervisão clínica após um acontecimento ou incidente crítico, que os enfermeiros sempre manifestaram. Havia um sentimento de abandono por parte da equipa de gestão sénior, uma vez que os enfermeiros continuavam a necessitar de elevados níveis de cuidados de enfermagem especializados nestas enfermarias de internamento e que a necessidade de mais enfermeiros especializados estarem presentes no ambiente clínico era algo que sentiam não existir.

Algumas conclusões sobre a criação de "espaços reflexivos" foram também articuladas e partilhadas durante o processo de investigação, o que evidenciou algumas dificuldades, bem como possibilidades. No Capítulo 7, a importância de ter um bom mentor foi referida como uma possibilidade de criar um ambiente de aprendizagem clínica. Benner (1984) sugere que a gestão deve ter como objetivo dotar as enfermarias de pessoal de modo a que os enfermeiros, que são especialistas em relação aos doentes específicos admitidos na enfermaria, estejam sempre disponíveis para consulta. Este facto está relacionado com a necessidade de os enfermeiros partilharem os seus pontos de vista e experiências do ambiente clínico, para que haja um ambiente de aprendizagem. Ter um bom mentor é, portanto, algo que é valorizado. Aumenta a confiança e o desenvolvimento das melhores práticas. Reflectindo sobre as capacidades dos enfermeiros para refletir, parar e pensar sobre o que precisavam para desenvolver a sua prática e prestar os melhores cuidados aos seus doentes, foi algo que me impressionou.

Fiquei impressionada com a forma como partilharam a sua experiência e a sua visão do aqui, do agora e do futuro. Estava a ligar-me às ideias de Senge (1999) sobre a visão partilhada como uma visão que está enraizada no conjunto de valores, preocupações e aspirações de um indivíduo. Falou de cuidados genuínos; de uma visão partilhada enraizada em visões pessoais.

No Capítulo Oito, discuti os meus pensamentos sobre os aspectos de gestão que são conducentes à criação de espaços onde a aprendizagem pode ter lugar. Considerei que as ideias de Senge (1999) sobre os nossos modelos mentais e a sua influência na definição da forma como prosseguimos as nossas práticas são um conceito útil que utilizei nas minhas reflexões e na construção de sentido da minha conversa com as enfermeiras. Outro conceito útil que utilizei nas minhas reflexões foi a ideia de horizontes de Bernstein (1983), que sugere que ter um horizonte é ter um alcance de visão que inclui tudo o que pode ser visto, não só a partir de um determinado ponto de vista, mas também para além dele; um horizonte não é fechado, mas sim aberto, algo que está sempre em movimento e que também nos pode mover. Outro conceito que utilizei nas minhas reflexões foi a ideia de Benner (1984) sobre os movimentos e desenvolvimentos que podem ocorrer nas nossas práticas à medida que passamos de principiantes a especialistas.

Ao longo do processo, reflecti sobre a existência de diferenças ou semelhanças entre os pontos de vista e as experiências dos enfermeiros sobre o que cria um ambiente de aprendizagem clínica nas enfermarias de internamento de adultos agudos, adultos seguros e adolescentes do sexo masculino. O que descobri foi que todos os enfermeiros partilhavam pontos de vista muito semelhantes, relacionados com o que é necessário para a prestação de cuidados básicos e de qualidade nas várias enfermarias. Ao refletir sobre as questões de investigação que orientaram o inquérito de investigação, perguntei-me como iniciar o processo de identificação de áreas de aprendizagem que possam ser aplicadas a outras áreas de aprendizagem e prática, de modo a que os cuidados prestados aos doentes continuem a ser de alto nível. Identifiquei as áreas de formação que os enfermeiros consideravam poderem ser úteis para a sua aprendizagem. Explorámos quais os factores que melhorariam a qualidade dos cuidados prestados pelos enfermeiros e o que os ajudaria a co-criar normas para que o ambiente clínico se tornasse um ambiente de aprendizagem para eles.

Reflectimos sobre as implicações para os doentes nestes ambientes clínicos, em relação aos diferentes relatos do pessoal sobre o que constitui um ambiente de aprendizagem clínica. Procurámos saber que aspectos do ambiente clínico contribuíam para as práticas do pessoal na prestação de cuidados de elevada qualidade aos doentes e que aspectos eram prejudiciais. Participaram neste inquérito enfermeiros psiquiátricos qualificados e não qualificados. Havia enfermeiros psiquiátricos experientes e menos experientes. O que descobri foi que, apesar dos seus níveis de educação, experiências ou do facto de serem qualificados ou não qualificados, as suas opiniões eram semelhantes, na medida em que todos queriam melhores espaços para desempenharem as suas funções de prestação de cuidados.

Os enfermeiros qualificados e não qualificados que trabalham nestas enfermarias pareciam descontentes com a forma como eram tratados e respeitados enquanto profissionais. Por exemplo, referiram não ter acesso a mais formação interna ou externa. Consideravam que, se tivessem recebido essa formação, estariam mais bem equipados para o seu próprio desenvolvimento e, consequentemente, estariam mais aptos a cuidar dos seus doentes, prestando assim os melhores cuidados.

Ambos os grupos de enfermeiros não mencionaram o facto de serem mais ou menos bem pagos pelo trabalho que faziam. Isso não parecia ser um problema para elas. O que parecia ser importante para ambos os grupos de enfermeiros era o facto de os cuidados que prestavam ao doente serem da melhor qualidade.

Síntese dos resultados

1. Os enfermeiros que não estavam a receber supervisão clínica sentiram mais falta de capacidade para se relacionarem com os seus doentes de forma carinhosa, solidária e compreensiva, o que resultou em mais incidentes do que os enfermeiros que estavam a receber supervisão do seu trabalho clínico (os enfermeiros 3 e 5 são exemplos disso), mesmo que a supervisão não fosse regular. O pessoal referiu sentir-se frustrado e esgotado, e as suas competências para prestar cuidados seguros foram reduzidas, quando a supervisão não esteve disponível durante vários meses (enfermeiros 8, 10, 13 e 12).

2. Ter um espaço de supervisão de uma pessoa qualificada adequada, a quem se pode dirigir para expor as suas preocupações, poder explorar acontecimentos significativos nas áreas clínicas onde a aprendizagem pode ter lugar e poder partilhar reflexões, também criará ambientes de aprendizagem clínica.

3. O pessoal considerou que era necessária uma supervisão diária informal e regular para abordar as questões clínicas actuais.

4. A existência de uma hierarquia na estrutura de enfermagem também contribuiu para a criação de ambientes de aprendizagem, uma vez que se sentia a contenção das ansiedades e preocupações. Isto contribuiu para a criação de espaços em que a aprendizagem pode ter lugar.

5. Ter uma enfermaria com pessoal adequado permite que o pessoal aprenda e possa ensinar os outros enfermeiros da enfermaria.

6. Ter tempo protegido para aprender e ensinar os outros cria aprendizagem.

7. O facto de os enfermeiros possuírem as competências e a experiência necessárias para trabalharem em todas as enfermarias também criará tempo e espaços para ambientes de aprendizagem clínica.

8. O envolvimento dos enfermeiros na criação de políticas e procedimentos também criará ambientes de aprendizagem, uma vez que a partilha de competências pode desenvolver-se à medida que os enfermeiros compreendem por que razão se espera que realizem várias tarefas e as implicações para a prestação de cuidados seguros e de elevada qualidade.

9. Os enfermeiros têm uma biblioteca de recursos na enfermaria para que os livros e artigos estejam acessíveis aos enfermeiros.

10. A possibilidade de recorrer a outros membros da equipa multidisciplinar para ensinar sobre temas que os enfermeiros considerassem relevantes para as suas enfermarias.

11. Os enfermeiros estavam conscientes da necessidade de colocar os cuidados dos doentes no centro de

tudo o que faziam, oferecendo aos doentes a possibilidade de maior escolha e controlo sobre as suas necessidades de cuidados de saúde.

12. Os enfermeiros estavam conscientes das práticas necessárias. No entanto, algures, de alguma forma, tinham-se esquecido de como o fazer sempre, no sentido em que as suas vozes pareciam calar-se quando precisavam de exprimir as suas necessidades.

13. Durante as entrevistas com os enfermeiros das várias enfermarias de internamento, as competências e as capacidades dos enfermeiros estavam bem presentes; no entanto, havia um sentimento comum de não lhes serem dados os recursos de que necessitavam para realizar o seu trabalho a um nível competente.

14. A utilização, por parte dos enfermeiros, do seu código de conduta, para ajudar nos cuidados prestados aos doentes, foi um aspeto dos cuidados que se notou tanto nos enfermeiros experientes como nos menos experientes na sua prática.

1. Foi também referido que o diálogo acontece em contextos em que os enfermeiros se sentem apoiados e em que o episódio de cuidados em que estão envolvidos é também apoiado de uma forma que tem uma abordagem de equipa e uma conjugação engenhosa de competências e capacidades.

16. A falta de espaço ou de espaços de reflexão para os enfermeiros foi também referida.

17. Os enfermeiros expressaram a necessidade de supervisão após um evento ou após a ocorrência de um evento crítico.

18. É necessário um elevado nível de cuidados de enfermagem especializados nestas unidades de internamento e a necessidade de uma maior presença da prática de enfermagem especializada, se se pretende criar um ambiente de aprendizagem.

25. O que faltou foi o conhecimento de que uma comunidade de prática nunca é um processo concluído; pelo contrário, deve ser um processo em desenvolvimento, capaz de trabalhar com complexidades, capaz de desafiar e respeitar os pontos de vista dos outros, trabalhando simultaneamente com equipas que têm um elevado nível de conhecimento especializado, em que a equipa cria um espaço ou espaços para partilhar os seus conhecimentos.

26. A necessidade de frequentar espaços de aprendizagem planeados para que os conhecimentos possam ser partilhados e adquiridos.

27. Nas três áreas que inquiri, que eram as enfermarias de adultos agudos, de adultos em segurança e de adolescentes masculinos em segurança, o que se fez sentir fortemente foi que todos os enfermeiros psiquiátricos sentiam que precisavam de ter uma voz dentro da organização e da sua hierarquia de estruturas de equipas nestas enfermarias, e havia um sentimento de que os enfermeiros queriam e, por vezes, precisavam de mais enfermeiros especialistas a trabalhar nas equipas.

28. Estas áreas de cuidados são altamente complexas, difíceis e, por conseguinte, necessitam de um trabalho baseado na investigação, em que as práticas possam ser evidenciadas para que possam ocorrer níveis mais

elevados de aprendizagem. A auto-motivação foi também um fator-chave no processo de aprendizagem partilhado por estes enfermeiros.

29. Os enfermeiros referiram que precisavam de tempo para refletir sobre as suas práticas quotidianas.

30. Os enfermeiros sentiram a necessidade de receber feedback sobre o seu desempenho profissional, uma vez que este era importante para os ajudar a aumentar a sua confiança na sua prática.

31. Os enfermeiros sentem a necessidade de ter tempo protegido para cuidar e refletir.

32. Os enfermeiros partilharam as suas preocupações sobre os diferentes diagnósticos dos pacientes que são tratados na mesma enfermaria e as complexidades que isso acrescenta à sua capacidade de prestar cuidados competentes.

33. Os recursos de que dispunham eram mais escassos para realizar mais tarefas e para lhes permitir proporcionar práticas de cuidados e segurança.

34. A destruição de reflexões negativas quando os enfermeiros são confrontados com dificuldades na enfermaria, estas reflexões foram descritas como não muito centradas e que estas reflexões foram utilizadas

para a culpabilização e a crítica. A enfermeira considerou que a existência de reflexões inclusivas para partilhar informações ajudaria o processo.

35. A necessidade de rever as políticas e os procedimentos e de saber o que se pode ou não fazer quando se trabalha no âmbito da organização.

36. A necessidade de efetuar mudanças no ambiente físico fará a diferença, uma vez que os espaços disponíveis são limitados e não se prestam a uma privacidade ou confidencialidade suficientes dos doentes quando são necessárias sessões individuais.

Quais são as implicações futuras para os enfermeiros psiquiátricos, para os gestores de enfermaria/gestores seniores, para as práticas nas enfermarias, para os professores/tutores/mentores de enfermeiros e para a equipa multidisciplinar que trabalha nestas enfermarias de internamento? Quais são as implicações para as práticas actuais e futuras no âmbito da investigação em enfermagem psiquiátrica? Uma ideia seria que os enfermeiros formassem grupos de apoio com outros enfermeiros dentro ou fora do seu ambiente clínico, nos quais as melhores práticas pudessem ser partilhadas. Em primeiro lugar, os enfermeiros precisam de encontrar as suas vozes para se dirigirem aos enfermeiros chefes das enfermarias ou aos enfermeiros chefes do hospital ou da organização e encetar conversas corajosas sobre a forma como as melhores práticas podem ser alcançadas e sobre a aprendizagem necessária para que isso aconteça. Outra é que os enfermeiros acedam aos seus organismos de enfermagem, o Royal College of Nursing (RCN), também o RCN Diret, um serviço de informação e aconselhamento 24 horas por dia, e o Nursing and Midwifery Council (NMC) (2008) e que os enfermeiros se envolvam em auditorias ou investigação que realcem ou ajudem a introduzir as mudanças necessárias nos cuidados de enfermagem psiquiátrica.

Ao considerar as implicações para os diretores das enfermarias, sugeriria que realizassem reuniões de equipa com os enfermeiros, nas quais estes pudessem falar sobre as necessidades das enfermarias e, por conseguinte, como equipa de enfermagem, ganhar confiança para ter mais conversas sobre as mudanças que gostariam de ver nestas enfermarias. Os diretores poderiam passar algum tempo nas enfermarias por turnos para ganharem alguma experiência das necessidades básicas das enfermarias. Devem também assegurar que os enfermeiros recebem supervisão clínica, que há tempo livre para cuidar dos doentes e que o pessoal recebe a formação e o desenvolvimento necessários para satisfazer as necessidades das enfermarias e permitir a prestação dos melhores cuidados.

Em termos de implicações para as práticas nas enfermarias, os enfermeiros que participaram no inquérito de investigação afirmaram que a oportunidade de participar numa investigação, em que se procurou conhecer os seus pontos de vista e experiências, os ajudou de facto a trazer para a ribalta as situações difíceis e complexas com que se deparam diariamente. Alguns dos enfermeiros afirmaram que irão continuar a conversar com os seus colegas, com a sua diretora e com os seus enfermeiros-chefes sobre a forma como todos podem fazer a diferença na criação e desenvolvimento de ambientes de aprendizagem clínica, para que os enfermeiros possam pedir o apoio de que necessitam nestas enfermarias.

Em termos da equipa disciplinar mais alargada da enfermaria e dos professores/tutores/mentores de enfermeiros que trabalham nestas enfermarias de internamento, é necessário um maior trabalho conjunto, uma vez que o pessoal se apoia mutuamente. Os professores, tutores e mentores de enfermeiros devem encontrar formas de passar mais tempo nas áreas clínicas/estações de internamento, de modo a adquirirem experiência sobre o que é necessário para formar e desenvolver os enfermeiros, para que estas unidades se tornem ambientes de aprendizagem clínica para todos os que nelas passam tempo. É necessária mais investigação sobre a forma como a PQT, como uma abordagem de equipa completa, pode utilizar estes resultados para proporcionar as melhores práticas e uma melhor experiência aos doentes e aos enfermeiros que trabalham nas enfermarias.

Em resumo, considero que este inquérito respondeu às questões de investigação que informaram a linha de investigação, uma vez que os funcionários partilharam a forma como desenvolveram uma maior compreensão das suas necessidades individuais de aprendizagem, bem como das dos seus colegas. Ao longo do inquérito de investigação, surgiram vários temas que espero vir a explorar mais no futuro. Um dos temas que mais me chamou a atenção e que irei explorar num futuro próximo é o tempo protegido para os enfermeiros reflectirem sobre a sua prática no decurso das suas tarefas diárias nas enfermarias psiquiátricas de internamento.

REFERÊNCIAS

Adams, T. (1996) Informal family Care giving to Older People with Dementia: Research Priorities for Community Psychiatric Nursing. **Journal of Advanced Nursing, 24, pp.703 -710.**

Abderhalden, C, Needham, Dassen, T, Halfens, R, Joachim, Fisher, J.E, e Haug, HJ (2007) Frequência e gravidade de incidentes agressivos em enfermarias psiquiátricas agudas na Suíça. **In Clinical Practice and Epidemiology in Mental Health,** 3, 30, **pp.1-11 Publicado em linha.**

Arnold, S, Dean C, e Munday J. (2004) University and service sector collaboration for undergraduate psychiatric nursing education **in International Journal of Mental Health Nursing, 13, pp.61-66**

Andersen, T. (1990) **The Reflecting Team Dialogues about the Dialogues (A Equipa de Reflexão: Diálogos sobre os Diálogos).** Borgmann Publishing. Kent. Londres.

Asselin, M.E. (2003) Questões a considerar pelo investigador interno ao efetuar investigação qualitativa no seu próprio contexto. **Journal for Nurses In Staff Development, 19, 2, pp. 99 -103**

Bateson, G. (2000) **Steps to An Ecology Of Mind.** University of Chicago Press Chicago e Londres.

Benner, P. (1989) **The Primacy of Care, Stress and Coping in Health and Illness.** Addison-Wesley Publishing, Califórnia.

Benner, P. (1984) **From Novice to Expert** Excellence and Power in Clinical Nursing Practice. Addison-Wesley Publishing, Califórnia.

Bernstein, R. J. (1983) **Beyond Objectivism and Relativism: Science, Hermeneutics, and Praxis.** University of Pennsylvania Press, EUA.

Bertrando, P. (2007) **O Terapeuta Dialógico.** Karnac

Bishop, V. (1994) Clinical Supervision for an accountable profession (Supervisão clínica para uma profissão responsável). **Nursing Times, 90,39, pp.35- 39.**

Bishop, V. (1998) Clinical Supervision in Practice, Some Questions, Answers and Guidelines. Basingstoke: Palgrave Macmillan Ltd.

Burck, C. (2005) Comparing Qualitative Research Methodologies for Systemic Research: the use of Grounded Theory, Discourse Analysis and Narrative Analysis. **The Association for Family Therapy. Journal of Family Therapy, 27,pp 237 -262.** Blackwell Publishing. Oxford.

Burr, V. (1995) **An Introduction to Social Constructionism.** Routledge. Londres.

Caramanica, L. e Roy J. (2004) Leadership: The Clinical Nurse Leader One Hospital's Experience Hartford Hospital, Hartford, Connecticut. **In Nurse Leadership Forum, 9,1, pp.13-17.**

Caramanica, L. e Roy J. (2006) Evidence - Based practice: Creating the environment for practice excellence **in Nurse Leader, 4, pp.38 -41.**

Lei da Criança (1989)

Cronen, V. (2000) Workshop sobre Métodos e Metodologia de Investigação da CMM na Fundação KCC. Londres.

Cronen, V. (1994) Coordinated Management of Meaning: Teoria prática para as complexidades e contradições da vida quotidiana. **Em Siegfried, J (ed) The Status of Commonsense in Psychology.** Ablex Press.

Cronen. V. (1995) CMM: Practical Theory for the Complexities and Contradictions of Everyday life. **Em Social**

Status of Common Sense in Psychology. Ed Jurg. Ablex Press.

Cronen, V. e Pearce, W. B. (1995) Towards an explanation of how the Milan methods work: Um convite para uma epistemologia sistémica e a evolução dos sistemas familiares. **Capítulo 7 In Campbell e Draper (ed) Applications of Family Therapy.** Grune e Stratton.

Cronen, V. (1997) CMM Research Methods and Methodology Workshop at KCC Foundation. Londres.

Cronen, V. e Pearce, W. B. (1980) **Communication, Action and Meaning.** Praeger Press. New York.

Cecchin, G. (1987) Hypothesizing, Circularity and Neutrality Revisited: Um convite à curiosidade. **Family Process, 26, pp.405 -413.**

Dicionário de Inglês Collins (2006)

Cooke, M. e Matarasso, B. (2005) Promover a reflexão na prática de enfermagem de saúde mental: A case illustration using problem based learning **in International Journal of Mental Health Nursing, 14,4 pp.243- 248**

Cooper J.E. (1994) **ICD-10 Classification Of Mental and Behavioural Disorders.** Churchill Livingstone.

Cole. G. A. (1988) **Management Theory and Practice Second Edition** DP Publication Ltd Hants.

Lei da Proteção de Dados (2003)

Davies, B. e Harre, R. (1991/ 1992) Contradiction in lived and told Narratives. **Investigação sobre Linguagem e Interação Social, 25, pp.1-36.**

Department of Health (DOH) (1993) Vision for the future: **The Nursing, Midwifery and Health Visiting Contribution to health and health care.** HMSO, Londres.

Department of Health (DOH) (2010) Documento sobre Igualdade e Excelência: Libertar o NHS

Departamento de Saúde (DOH) (2012) Livro Branco: Caring for our Future Reforming Care and Support (Cuidar do nosso futuro: reformar os cuidados e o apoio). Apresentado ao Parlamento pelo Secretário de Estado da Saúde por ordem de Sua Majestade.

Dunder, J. (2009) Artigo escrito no seu endereço de hotmail, jsdratm@hotmail.com

Dwyer, S.C. e Buckle, J.L. (2009) The Space Between: On Being an Insider-outsider in Investigação Qualitativa. **Revista Internacional de Métodos Qualitativos, 8,1, pp 54-63**

Fitzgerald, S., Oliver, C. e Hoxsey J. (2010) **Appreciative Inquiry as a Shadow Process.** Londres

Floyd, A. e Arthur, L. (2010) Researching from Within: Moral and Ethical Issues and Dilemmas. Apresentado na Conferência Anual da SRHE, Cardiff.

Floyd, A. e Arthur, L. (2012) *Investigação a partir do interior: envolvimento ético externo e interno. Revista Internacional de Investigação e Métodos em Educação, vol.35,2, pp.171-180*

Foucault, M. (1973) **O nascimento da clínica: Uma arqueologia da perceção médica.** Tavistock. Londres.

Francis, R. (2010) The Mid Staffordshire NHS Foundation Trust Inquiry, Independent Inquiry into Care Provided by Mid Staffordshire NHS Foundation Trust. Londres

Freeman, J. Epston, D. e Lobovits, D. (1997) **Playful Approach to Serious Problems.** Norton Publications. Londres.

Gergen, K. J. (1999) **An invitation to Social Construction.** Sage Publication. Londres.

Hannah, C. (1994) O contexto da cultura na terapia sistémica: uma aplicação da CMM. **Humano Systems, 5,1-2,pp.69-82.**

Harre, R. e Langenhove, L.V. (1999) **Positioning Theory: Moral Contexts of Intentional Action (Contextos morais da ação intencional).** Blackwell publishers Ltd. REINO UNIDO.

Hart, G e Rotem, A. (1995) The clinical environment Nurses' perceptions of professional development in clinical settings **in Nurse Education Today, 15,011 pp.3-10**

Legislação em matéria de saúde e segurança (1999)

Holmes, B. (2007) Nurses left to pick up the Slack: research reveals nurses are left to pick up the slack across a system that has reached a critical point. **Lamp, dezembro de 2007.**

Jones, A. (2001) Possíveis influências na Supervisão Clínica. **Nursing Standards, 16,1, pp. 38-42.**

Jones, H. (2003) Difficulties in Clinical Supervision and life long learning, Art and Science Nurse Education. **Nursing Standard 17, 37, pp.37 - 41.**

Kendall, G. e Wickham, G. (1999) **Using Foucault's Methods, Introducing Qualitative Methods.** Sage Publications.

Kleffel, D. (1991) Rethinking the environment as a domain of Nursing Knowledge **in Advances in Nursing Science, 14 l,pp. 40 -51.**

Kline, R. e Preston-Shoot, M. (2012) **Professional Accountability in Social Care and Health: Challenging Unacceptable Practice and its Management.** Sage Publication. London.

Lave, J e Wenger, E. (1991) **Situated learning Legitimate peripheral participation.** Cambridge University Press.

Lang, P. e McAdam, E. (1995) Stories, Giving Accounts and Systemic Descriptions. **Human Systems, 6, pp.73 - 101.**

Lang, P. e McAdam, E. (1996) (Não publicado) Referrals, Referrers and the System Of Concern.

Little-john, S.W. (1989) **Theories of Human Communication Third Edition,** Wadsworth Publishing Company Belmont, California.

Little-john, S.W. e Domenici, K. (2001) **"Engaging Communication in Conflict"** Sage Publication. London.

McNamee, S. e Gergen, KJ. (1993) **Inquires in Social Construction: Therapy as Social Construction.** Sage Publication. Londres.

Me Keown, C. e Tompson, J. (2001) Implementing Clinical Supervision. **Nursing Management. 8, 6, pp.10-13.**

McDermott, F. (2009) Researching groupwork: Outsider and insider perspectives. **Em Oded Manor (ed.)** *Groupwork Research.* Whiting & Birch Ltd. Londres

Lei da Saúde Mental (1983).

Mercer, J. (2007) The challenges of insider researcher in educational institutions: wielding a double-edged sword and resolving delicate dilemmas. **Oxford Review of Education, 33,1. pp.l -17**

Morgan G. (1997a) **Imagin.i.Zation New Mindsets for Seeing, Organizing, and Managing.** Sage Publication. Londres.

Morgan G. (1997b) **Images of Organization.** Sage Publication. Londres.

Morgan G. (1989) **Creative Organization Theory A Resourcebook.** Sage Publication. Londres.

Mullings, B. (1999) Insider or outsider, both or neither: some dilemmas of interviewing in a cross-cultural setting. **Geoforum, 30, pp.337-350**

Instituto Nacional de Saúde e Excelência Clínica (2009) (NICE)

Nganasurian, W.E. (1998) Evaluating learning opportunities offered to mental health nursing students **in Journal of Psychiatric & Mental Health Nursing vol. 5,5, pp.393-402.**

Nursing and Midwifery Council (2008) The Code, Standards of conduct, performance and ethics for nurses and midwives (Código, Normas de conduta, desempenho e ética para enfermeiros e parteiras). Portland Place. London.

Código de conduta profissional do Conselho de Enfermagem e Obstetrícia (NMC) (2008)

Oliver, C. (2003) Programa de Métodos Qualitativos. KCC. Londres.

Oliver, C. (2005) **Reflexive Inquiry A Framework for Consultancy Practice.** Karnac. Londres.

Pearce, W.B. (1989) **Communication and the Human Condition.** Southern Illionis University Press.

Pearce, W.B. (1994) **Interpersonal Communication: Making Social Worlds.** Haper Collins College Publishers. Nova Iorque.

Pearce, W.B. (1995) A sailing guide for Social Constructionists: **Em W. Leeds-Hurwitz (ed), Social approaches to communication.** Guildford. Nova Iorque.

Pearce, W.B. e Walters, K.A. (1996) **Research Methods: Uma abordagem de comunicação sistémica.** Pearce

Walters Inc, Woodside. Califórnia.

Pearce, W.B. e Pearce, K. (1998) Transcendent Storytelling: Habilidades para Praticantes Sistémicos e seus Clientes. **Human Systems, 9,3 -4,pp.167 -184.**

Pearce, W.B. (1999) **Using CMM: The Coordinated Management of Meaning.** Um seminário da Pearce Associates, Woodside. Califórnia.

Pearce, W.B. (2007) **Making Social Worlds A Communication Perspective.** Blackwell

Penman, R. (1994) The participating researcher: theoretical implications in practice. Comunicação apresentada na Conferência Anual da International Communication Association e da Australian and New Zealand Communication Association, Sydney.

Penman, R. (1996) O investigador em comunicação: a posição do investigador principal. **In J. Owen (ed) Context and Communication.** Context Press. Reno Nevada.

Potter, J. (1996) **Representing Reality: Discourse, Rhetoric and Social Construction.** Sage. Londres.

Potter, J. (1998) "Qualitative and Discourse Analysis", **In A.S. Bellack and M. Hersen (ed) Comprehensive Clinical Psychology, 3, 117 -144.** Pergamon Press. Oxford.

Preston-Shoot, M. (2009a) Evidence: A última fronteira? Star Trek, trabalho de grupo e a missão de mudança. **Em Oded Manor (ed.)** *Groupwork Research,* **15 - 36.** Whiting & Birch Ltd. Londres.

Preston-Shoot, M. (2009b) Introdução: Regresso ao futuro na investigação sobre trabalho de grupo. **Em Oded Manor (ed.)** *Groupwork Research,* **1-14.** Whiting & Birch Ltd. Londres.

RCN (1998) The Royal College of Nursing RCN Diret, serviço de informação e aconselhamento 24 horas por dia

Scaife, J., Inskipp, F., Proctor B e Walsh S. (2001) **Supervision in the Mental Health Profissões Um Guia do Praticante.** Brunner-Routledge

Seikkula, J e Arnkil, T.E. **(2006) Dialogical Meetings in Social Networks.** Communication Crafts Great Britain.

Senge P.M. (1999) **The Fifth Discipline, The Art & Practice of The Learning** Random House United Kingdom.

Senge P.M. (2005) **Presence Exploring Profound Change In People, Organizations and Society.** Nicholas Brealey Publishing.

Shotter, J. (1993) **Conversational Realities. Constructing life through language.** Sage Publications. Londres.

Shotter, J. (1995) In Conversation: Joint action, sharing intentionality, and conversation ethics. **In Theory and Pyschology, 5,pp. 49- 73.**

Shotter, J. (2000) Inside Dialogical Realities: From an Abstract-Systematic to a Participatory- Wholistic Understanding of Communication **in Southern Communication Journal,65, pp.2** - 3.

Shotter, J. (2005a) Inside Organizations: Action Research, Management and 'Withness' - Thinking. Fundação KCC, Londres.

Shotter, J. (2005b) Workshop sobre Métodos e Metodologia de Investigação. Fundação KCC. Londres.

Shotter, J. (2006) Understanding Process From Within: An Argument For 'Withness- thinking, **Organisation Studies, 27,4, pp. 585 -604.**

Shotter, J. (2008) **Conversational Realities Revisited: life, Language, Body and World.** Publicação do Instituto Taos, Ohio.

Shotter, J. (2009) Notes from a Seminar at KCC and the University of Bedfordshire (Notas de um seminário no KCC e na Universidade de Bedfordshire).

Shotter, J. (2010) Adotar uma orientação para o processo... na prática: Relações quiasmáticas, linguagem e incorporação num mundo vivo. Em Tor Hernes e Sally Matlis (Eds.) **Process, Sensemaking and organizing. Oxford University Press, pp.70-101.**

Silverman, D. (2000) **Doing Qualitative Research a Practical Handbook.** Sage Publications. Londres.

Slimmer, L.W, Wendt, A, Martinkus D. (1990) Effect of psychiatric clinical learning site on nursing students' attitudes towards mental illness and psychiatric nursing **in Journal of Nursing Education, 29,3, pp.127-133.**

Smith, J. A. (2008) **Qualitative Psychology A Practical Guide to Research Methods.** Sage. Sage. Londres.

Taptiklis, T. (2005) After managerialism: **A Fundação Storymaker para o Conhecimento Narrativo, NZ. E:CO ,7, pp.3-4.**

Taptiklis, T. (2008) **Unmanaging Opening up the Organisation to its Own Unspoken Knowledge.** Palgrave Macmillan N.Y.

Tomm, K. (1988) Interventive Interviewing: Parte 111. A intenção de fazer perguntas lineares, circulares, estratégicas ou reflexivas **in Family Process, 27,pp.1-15**

United Kingdom Central Council for Nursing, Midwifery and Health Visiting (1996) Position Statement on Clinical Supervision for Nursing and Health Visiting. UKCC. UKCC. Londres.

United Kingdom Central Council for Nursing, Midwifery and Health Visiting (1992) Code of Conduct for the Nurses, Midwife and Health Visitors (Código de Conduta dos Enfermeiros, Parteiras e Visitantes de Saúde do Reino Unido). UKCC. UKCC. Londres.

Willig, C. (2001) **Introducing Qualitative Research in Psychology Adventures in theory and method.** Open University Press. Londres

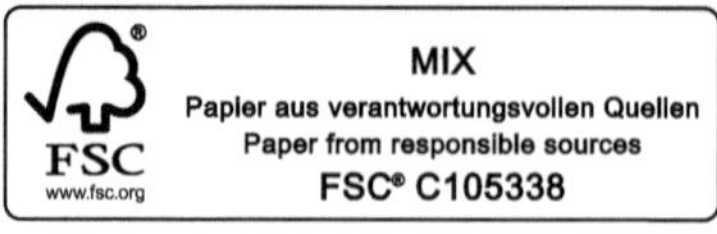

Printed by Books on Demand GmbH, Norderstedt / Germany